实用腧穴
取穴技巧

主　审　佘延芬

主　编　李新华　张选平

副主编　（以姓氏笔画为序）

马小顺　王　迪　吕　晶　师旭亮

肖红玲　赵志国　徐　晶　梁玉磊

编　委　（以姓氏笔画为序）

邢彦雪　孙艳秋　杨丽芸　张　璇

张佳乐　陈子龙　孟祥云

U0201090

全国百佳图书出版单位

中国中医药出版社

·北京·

图书在版编目（CIP）数据

实用腧穴取穴技巧 / 李新华，张选平主编 . — 北京：
中国中医药出版社，2023.9
ISBN 978-7-5132-6742-7

Ⅰ . ①实… Ⅱ . ①李… ②张… Ⅲ . ①穴位－定位
－手册 Ⅳ . ① R224-62

中国版本图书馆 CIP 数据核字（2021）第 014616 号

中国中医药出版社出版

北京经济技术开发区科创十三街 31 号院二区 8 号楼
邮政编码 100176
传真 010-64405721
河北品睿印刷有限公司印刷
各地新华书店经销

本书为融合出版物
微信扫描上方二维码
关注"悦医家中医书院"
即可访问相关数字化资源和服务

开本 880×1230 1/32 印张 8.25 字数 185 千字
2023 年 9 月第 1 版 2023 年 9 月第 1 次印刷
书号 ISBN 978-7-5132-6742-7

定价 69.00 元
网址 www.cptcm.com

服务热线 010-64405510
购书热线 010-89535836
维权打假 010-64405753

微信服务号 zgzyycbs
微商城网址 https://kdt.im/LIdUGr
官方微博 http://e.weibo.com/cptcm
天猫旗舰店网址 https://zgzyycbs.tmall.com

如有印装质量问题请与本社出版部联系（010-64405510）
版权专有 侵权必究

前　言

　　针灸学是中医药学的重要组成部分，是我国原创的以经络腧穴等理论为指导，运用针刺、艾灸和推拿等方法、技术防治疾病的一门独特的医学学科。它是中医药学体系中古典与现代交融充分、中医与西医结合紧密的学科，获得了国际的广泛认可，国外也设立了针灸专门学校，开展3～4年的职业培训，开设针灸课程。2022年，针灸专业学位类别进入教育部研究生教育学科专业目录，进一步扩大了针灸的海内外影响。

　　经络腧穴是学习针灸的基础。腧穴的取穴是掌握针灸技术的关键，直接关系到临床疗效。为了提高教学效果，方便临床取穴，适应新形势下我国中医针灸人才培养的需要，我们根据临床实际需要，编写了《实用腧穴取穴技巧》一书。

　　本书的两位主编分别在2016年"华佗杯"、2018年"世针杯"全国中医药院校针灸推拿临床技能大赛临床教师组腧穴定位竞赛中，以总分第一名的成绩，获得单项一等奖，有着丰富的教学和临床实践经验。

　　本书重点介绍腧穴的取穴方法，尤其是对同一个腧穴的取穴采用多种取穴方法。例如：三阴交穴取穴有3种方法，均一一列出。对于每一种取穴方法的整个过程，我们力求叙述准确、操作性强。本书图文并茂，更加直观，实用性强。书中还简要介绍了经脉循行、腧穴概要、常用的体表解剖标志和骨度分寸，以及针刺安全操作提示及正确操作要点。

本书行文较为通俗口语化，特别适合中医药院校学生和针灸爱好者使用，也可供基层临床医生、教学工作者参考使用，以期读者能去芜存菁，得到点滴收获。由于我们理论水平及临床经验有限，书中难免会存在不足，希望广大针灸同仁探讨指正。

编委会

2022 年 10 月

目　录

第一章

常用腧穴定位方法

传统针灸腧穴定位所规定的人体体位和方位术语与现代解剖学不完全相同。例如：将上肢的掌心一侧即屈侧称"内侧"，是手三阴经穴所分布的部位；将手背一侧即伸侧称"外侧"，是手三阳经穴所分布的部位。将下肢向正中线的一侧称"内侧"，是足三阴经穴分布的部位；将下肢远离正中线的一侧称"外侧"，下肢的后部称"后侧"，是足三阳经穴分布的部位。头面、躯干部的前后正中线分别为任脉穴和督脉穴的分布部位，是审定分布于其两侧腧穴的基准。

国家标准《腧穴名称与定位》（GB/T 12346-2006）采用标准解剖学体位，即身体直立，两眼平视前方，两足并拢，足尖向前，上肢下垂于躯干两侧，掌心向前。表述方位的术语也采用标准解剖学术语。①内侧与外侧：近于正中面者为内，远于正中面者为外。在描述前臂时，相同的概念用"尺侧""桡侧"表示。②上与下：分别指靠近身体的上端与下端。③前与后：距身体腹面近者为前，距身体背面近者为后。④近侧（端）与远侧（端）：距四肢根部近者为近侧（端），距四肢根部远者为远侧（端）。

腧穴常用定位方法有 4 种：体表解剖标志定位法、"骨度"折量定位法、"指寸"定位法和简便取穴法。四者在应用时需互相结合，即主要采用体表解剖标志定位法、"骨度"折量定位法，而对少量难以完全采用上述两种方法定位的腧穴，则配合使用"指寸"定位法和简便取穴法。

一、体表解剖标志定位法

1. 定义

体表解剖标志定位法指以解剖学的各种体表标志为依据来确定腧穴位置的方法。

2. 分类

体表解剖标志可分为固定标志和活动标志两种。

（1）固定标志：指各部由骨节和肌肉所形成的突起或凹陷、五官轮廓、发际、指（趾）甲、乳头、脐窝等。例如：腓骨小头前下凹陷处取阳陵泉；第 2 骶后孔中取次髎；腓肠肌肌腹下尖角凹陷处取承山；两眉之间取印堂；两乳头连线中点取膻中；脐中央取神阙等。

（2）活动标志：指各部的关节、肌肉、肌腱、皮肤随着活动而出现的空隙、凹陷、皱纹等体表标志。例如：张口取耳门、听宫、听会，闭口取下关；外展拇指，在拇长、短伸肌腱之间取阳溪等。

二、"骨度"折量定位法

"骨度"折量定位法指以体表骨节为主要标志来折量全身各部的长度和宽度，定出分寸，用于腧穴定位的方法。

本法以《灵枢·骨度》规定的人体各部的分寸为基础，并结合折量分寸（将设定的两骨节点之间的长度折量为一定的等份，每一等份为 1 寸），作为定穴的依据。

全身主要"骨度"折量寸见表 1-1 和图 1-1。

表1-1 "骨度"折量寸表

部位	起止点	折量寸	度量法	说明
头面部	前发际正中→后发际正中	12	直寸	用于确定头部腧穴的纵向距离
	眉间（印堂）→前发际正中	3	直寸	用于确定前或后发际及其头部腧穴的纵向距离
	两额角发际（头维）之间	9	横寸	用于确定头前部腧穴的横向距离
	耳后两乳突（完骨）之间	9	横寸	用于确定头后部腧穴的横向距离
胸腹胁部	胸骨上窝（天突）→剑胸结合中点（歧骨）	9	直寸	用于确定胸部任脉穴的纵向距离
胸腹胁部	剑胸结合中点（歧骨）→脐中	8	直寸	用于确定上腹部腧穴的纵向距离
	脐中→耻骨联合上缘（曲骨）	5	直寸	用于确定下腹部腧穴的纵向距离
	两肩胛骨喙突内侧缘之间	12	横寸	用于确定胸部腧穴的横向距离
	两乳头之间	8	横寸	用于确定胸腹部腧穴的横向距离
背腰部	肩胛骨内侧缘→后正中线	3	横寸	用于确定背腰部腧穴的横向距离
上肢部	腋前、后纹头→肘横纹（平尺骨鹰嘴）	9	直寸	用于确定上臂部腧穴的纵向距离
	肘横纹（平尺骨鹰嘴）→腕掌（背）侧远端横纹	12	直寸	用于确定前臂部腧穴的纵向距离
下肢部	耻骨联合上缘→髌底	18	直寸	用于确定大腿部腧穴的纵向距离
	髌底→髌尖	2		
	髌尖（膝中）→内踝尖	15	直寸	用于确定小腿内侧部腧穴的纵向距离
	胫骨内侧髁下方阴陵泉→内踝尖	13	直寸	
	股骨大转子→腘横纹（平髌尖）	19	直寸	用于确定大腿部前外侧部腧穴的纵向距离

部位	起止点	折量寸	度量法	说明
下肢部	臀沟→腘横纹	14	直寸	用于确定大腿后部腧穴的纵向距离
	腘横纹（半髌尖）→外踝尖	16	直寸	用于确定小腿外侧部腧穴的纵向距离
	内踝尖→足底	3	直寸	用于确定足内侧部腧穴的纵向距离

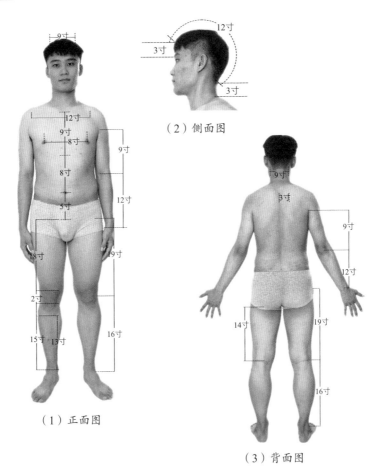

（1）正面图

（2）侧面图

（3）背面图

◆ 图 1-1

三、"指寸"定位法

1.定义

"指寸"定位法又称手指同身寸法，是依据被取穴者本人手指所规定的分寸以量取腧穴的方法。

2.分类

（1）拇指同身寸：以被取穴者拇指的指间关节的宽度作为1寸，可用于四肢部的直寸取穴。

（2）中指同身寸：以被取穴者的中指中节桡侧两端纹头（拇指、中指屈曲成环形）之间的距离作为1寸，适用于四肢部腧穴的纵向比量和背、腰、骶部腧穴的横向取穴。

（3）横指同身寸（一夫法）：被取穴者手四指并拢，以其中指中节横纹为准，其四指的宽度作为3寸，可用于四肢部及腹部取穴，主要用于下肢部。

在具体取穴时，医者应当在"骨度"折量定位法的基础上，参照被取穴者自身的手指进行比量，并结合一些简便的活动标志取穴方法，以确定腧穴的标准定位。

第二章

督脉腧穴取穴技巧

一、经脉循行概要

主脉：起于少腹→出会阴→经尾骨尖下→后背脊柱中→至风府→入属于脑→上颠→额→下至鼻柱→止于上唇内。

体表循行线：起于肛门与尾骨尖之间（长强）→ 行于腰、背、项、头正中线 → 经额正中→下鼻→ 至上唇内（龈交）。

联系的脏腑及组织器官：胞宫；脑、鼻。

二、腧穴概要

1.腧穴数目

督脉分布 29 个腧穴。起穴为长强，末穴为印堂。

2.腧穴名称

督脉的腧穴名称见表 2-1。

表 2-1　督脉腧穴

代码	穴名	拼音	特定穴类属
GV1	长强	Chángqiáng	络穴
GV2	腰俞	Yāoshū	
GV3	腰阳关	Yāoyángguān	
GV4	命门	Mìngmén	
GV5	悬枢	Xuánshū	

代码	穴名	拼音	特定穴类属
GV6	脊中	Jǐzhōng	
GV7	中枢	Zhōngshū	
GV8	筋缩	Jīnsuō	
GV9	至阳	Zhìyáng	
GV10	灵台	Língtái	
GV11	神道	Shéndào	
GV12	身柱	Shēnzhù	
GV13	陶道	Táodào	
GV14	大椎	Dàzhuī	
GV15	哑门	Yǎmén	
GV16	风府	Fēngfǔ	
GV17	脑户	Nǎohù	
GV18	强间	Qiángjiān	
GV19	后顶	Hòudǐng	
GV20	百会	Bǎihuì	
GV21	前顶	Qiándǐng	
GV22	囟会	Xìnhuì	
GV23	上星	Shàngxīng	
GV24	神庭	Shéntíng	
GV25	素髎	Sùliáo	
GV26	水沟	Shuǐgōu	
GV27	兑端	Duìduān	
GV28	龈交	Yínjiāo	
GV29	印堂	Yìntáng	

三、常用体表解剖标志和骨度分寸

1. 体表解剖标志

腰背骶部：尾骨尖、骶管裂孔、髂嵴、各椎棘突、肩胛骨下角、肩胛冈等。

头项部：枕外隆凸、后发际、前发际、斜方肌等。

面部：人中沟、上唇系带等。

【注释】

（1）髂嵴：髂骨翼的上缘肥厚且呈弓形向上凸弯，称髂嵴。两侧髂嵴最高点的连线约平齐第 4 腰椎棘突，是计数椎骨的标志。

（2）肩胛骨下角：肩胛骨的下端，为背部重要骨性标志之一。在两手自然下垂时，肩胛骨下角平第 7 胸椎棘突，可作为背部计数肋骨和棘突的标志。

（3）大椎以下至尾骶共 21 椎，其中两肩胛冈内侧缘连线平第 3 胸椎，两肩胛骨下角连线平第 7 胸椎，两髂嵴连线平第 4 腰椎。

2. 体表骨度分寸

头部：前发际正中至后发际正中为 12 寸。

四、腧穴定位与取穴方法

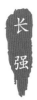

定位：在会阴区，尾骨下方，尾骨端与肛门连线的中点处。

取穴方法：跪伏，膝胸位，尾骨端与肛门连线中点处取长强（图 2-1）。

定位：在骶区，正对骶管裂孔，后正中线上。

取穴方法：俯卧，在骶裂正上方凹陷，即骶管裂孔处取腰俞（图 2-1）。

定位：在脊柱区，第4腰椎棘突下凹陷中，后正中线上。

取穴方法（图2-1）

方法1：俯卧位或正坐位，两髂嵴最高点连线与脊柱交点约为第4腰椎棘突，在其下缘凹陷处取腰阳关。

方法2：俯伏位，触摸到与肩胛下角相平之处的胸椎棘突即是第7胸椎棘突，从第7胸椎棘突向下推摸，可触及第12胸椎棘突，再向下数4个棘突为第4腰椎棘突，其下缘凹陷处取腰阳关。

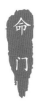

定位：在脊柱区，第2腰椎棘突下凹陷中，后正中线上。

取穴方法（图2-1）

方法1：俯卧位或正坐位，两髂嵴最高点连线

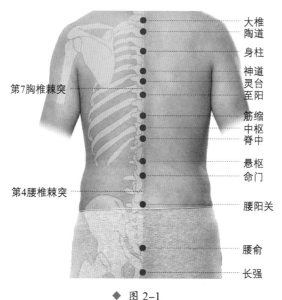

第7胸椎棘突

第4腰椎棘突

大椎
陶道
身柱
神道
灵台
至阳
筋缩
中枢
脊中
悬枢
命门
腰阳关
腰俞
长强

◆ 图2-1

与脊柱交点约为第 4 腰椎棘突，向上找到第 2 腰椎棘突，在其下缘凹陷中取命门。

　　方法 2：俯伏位，触摸到与肩胛下角相平之处的胸椎棘突即是第 7 胸椎棘突，从第 7 胸椎棘突向下推摸，可触及第 12 胸椎棘突，再向下数 2 个棘突为第 2 腰椎棘突，其下缘凹陷处取命门。

悬枢

　　定位：在脊柱区，第 1 腰椎棘突下凹陷中，后正中线上。

　　取穴方法（图 2-1）

　　方法 1：俯卧位或正坐位，两髂嵴最高点连线与脊柱交点约为第 4 腰椎棘突，向上找到第 1 腰椎棘突，在其下缘凹陷中取悬枢。

　　方法 2：俯伏位，触摸到与肩胛下角相平之处的胸椎棘突即是第 7 胸椎棘突，从第 7 胸椎棘突向下推摸，可触及第 12 胸椎棘突，再向下数 1 个棘突为第 1 腰椎棘突，其下缘凹陷处取悬枢。

脊中

　　定位：在脊柱区，第 11 胸椎棘突下凹陷中，后正中线上。

　　取穴方法（图 2-1）

　　方法 1：俯卧位或正坐位，上肢自然下垂，肩胛骨下角连线约平第 7 胸椎棘突，向下推至第 11 胸椎棘突，在其下缘凹陷中取脊中。

　　方法 2：俯卧位或正坐位，两髂嵴最高点连线与脊柱交点约为第 4 腰椎棘突，向上找到第 11 胸椎棘突，在其下缘凹陷中取脊中。

中枢

定位：在脊柱区，第10胸椎棘突下凹陷中，后正中线上。

取穴方法（图2-2）

方法1：俯卧位或正坐位，上肢自然下垂，肩胛骨下角连线约平第7胸椎棘突，向下推至第10胸椎棘突，在其下缘凹陷中取中枢。

方法2：俯伏位，低头，触摸到与肩胛冈内端相平之处的胸椎棘突即是第3胸椎棘突，从第3胸椎棘突向下推摸至第10胸椎棘突，在其下缘凹陷中取中枢。

方法3：俯卧位或正坐位，两髂嵴最高点连线与脊柱交点约为第4腰椎棘突，向上找到第10胸椎棘突，在其下缘凹陷中取中枢。

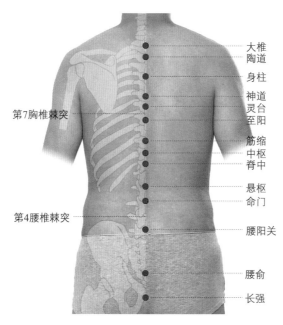

◆ 图2-2

定位：在脊柱区，第9胸椎棘突下凹陷中，后正中线上。

取穴方法（图2-2）

方法1：俯卧位或正坐位，上肢自然下垂，肩胛骨下角连线约平第7胸椎棘突，向下推至第9胸椎棘突，在其下缘凹陷中取筋缩。

方法2：俯伏位，触摸到与肩胛冈内端相平之处的胸椎棘突即是第3胸椎棘突，从第3胸椎棘突向下推摸至第9胸椎突，在其下缘凹陷中取筋缩。

方法3：俯卧位或正坐位，两髂嵴最高点连线与脊柱交点约为第4腰椎棘突，向上找到第9胸椎棘突，在其下缘凹陷中取筋缩。

定位：在脊柱区，第7胸椎棘突下凹陷中，后正中线上。

取穴方法（图2-2）

方法1：俯卧位或正坐位，上肢自然下垂，肩胛骨下角连线约平第7胸椎棘突，在其下缘凹陷中取至阳。

方法2：俯伏位，从第7颈椎棘突向下推摸至第7胸椎突，在其下缘凹陷中取至阳。

方法3：俯伏位，低头，触摸到与肩胛冈内端相平之处的胸椎棘突即是第3胸椎棘突，从第3胸椎棘突向下推摸至第7胸椎棘突，在其下缘凹陷中取至阳。

灵台

定位：在脊柱区，第 6 胸椎棘突下凹陷中，后正中线上。

取穴方法（图 2-2）

方法 1：俯卧位或正坐位，上肢自然下垂，肩胛骨下角连线约平第 7 胸椎棘突，向上推至第 6 胸椎棘突，在其下缘凹陷中取灵台。

方法 2：俯伏位，低头，从第 7 颈椎棘突向下推摸至第 6 胸椎棘突，在其下缘凹陷中取灵台。

方法 3：俯伏位，低头，触摸到与肩胛冈内端相平之处的胸椎棘突即是第 3 胸椎棘突，从第 3 胸椎棘突向下推摸至第 6 胸椎棘突，在其下缘凹陷中取灵台。

神道

定位：在脊柱区，第 5 胸椎棘突下凹陷中，后正中线上。

取穴方法（图 2-2）

方法 1：俯卧位或正坐位，上肢自然下垂，肩胛骨下角连线约平第 7 胸椎棘突，向上推至第 5 胸椎棘突，在其下缘凹陷中取神道。

方法 2：俯伏位，从第 7 颈椎棘突向下推摸至第 5 胸椎棘突，在其下缘凹陷中取神道。

方法 3：俯伏位，低头，触摸到与肩胛冈内端相平之处的胸椎棘突即是第 3 胸椎棘突，从第 3 胸椎棘突向下推摸至第 5 胸椎棘突，在其下缘凹陷中取神道。

定位：在脊柱区，第 3 胸椎棘突下凹陷中，后正中线上。

取穴方法（图 2-2）

方法 1：俯卧位或正坐位，低头，从第 7 颈椎棘突向下推至第 3 胸椎棘突，在其下缘凹陷中取身柱。

方法 2：俯卧位或正坐位，上肢自然下垂，肩胛骨下角连线约平第 7 胸椎棘突，向上推至第 3 胸椎棘突，在其下缘凹陷中取身柱。

方法 3：俯伏位，低头，触摸到与肩胛冈内端相平之处的胸椎棘突即是第 3 胸椎棘突，在其下缘凹陷中取身柱。

定位：在脊柱区，第 1 胸椎棘突下凹陷中，后正中线上。

取穴方法（图 2-2）

方法 1：俯卧位或正坐位，低头，于颈部正中下方隆起最高处定取第 7 颈椎棘突，向下推至第 1 胸椎棘突，在其下缘凹陷中取陶道。

方法 2：俯伏位，低头，触摸到与肩胛冈内端相平之处的胸椎棘突即是第 3 胸椎棘突，从第 3 胸椎棘突向上推摸至第 1 胸椎棘突，在其下缘凹陷中取陶道。

定位：在脊柱区，第 7 颈椎棘突下凹陷中，后正中线上。

取穴方法：俯卧位或正坐位，低头，于颈部正中下方隆起最高处定取第 7 颈椎棘突，在其下缘凹陷中取大椎（图 2-3）。

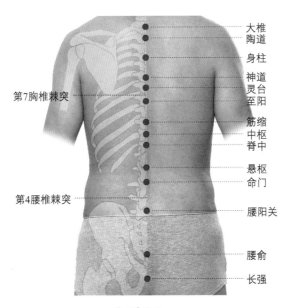

大椎
陶道
身柱
神道
灵台
至阳
筋缩
中枢
脊中
悬枢
命门
腰阳关
腰俞
长强

第7胸椎棘突

第4腰椎棘突

◆ 图 2-3

定位：在颈后区，第 2 颈椎棘突上际凹陷中，后正中线上。

取穴方法（图 2-4）

方法 1：俯卧位或正坐位，头稍仰，使颈部斜方肌放松，从项后发际正中上推，寻找第 2 颈椎棘突，在其上缘凹陷中取哑门。

方法 2：正坐位，后正中线上，将后发际至大椎之间分三等份，将上 1/3（1 寸）的 1/2 平移到后发际以上，即为后发际上 0.5 寸处取哑门。

方法 3：正坐位，后正中线上，于前后发际正中之间 12 寸中取 0.5 寸平移至后发际以上，即为后发际上 0.5 寸处取哑门。

方法 4：正坐位，头稍仰，使项部斜方肌松弛，从项后发际正中上推至枕骨而止，即枕外隆凸直下，两侧斜方肌之间凹陷处取风府穴，风府与后发际连线中点处取哑门。

方法 5：正坐位，取拇指同身寸，后发际正中直上 1 寸中点处取哑门。

定位：在颈后区，枕外隆凸直下，两侧斜方肌之间凹陷中。

取穴方法（图 2-4）

方法 1：正坐位，头稍仰，使项部斜方肌松弛，从项后发际正中上推至枕骨而止，即枕外隆凸直下，两侧斜方肌之间凹陷处取风府。

方法 2：正坐位，后正中线上，将后发际至大椎之间分三等份，将上 1/3（1 寸）平移到后发际以上，即为后发际上 1 寸处取风府。

方法 3：正坐位，后正中线上，于前后发际正中之间 12 寸中取 1 寸平移至后发际以上，即为后发际上 1 寸处取风府。

方法 4：正坐位，结合拇指同身寸取 1 寸，后发际正中直

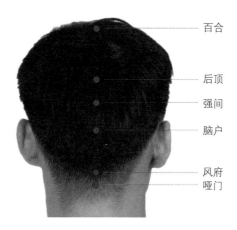

◆ 图 2-4

上 1 寸处取风府。

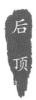

脑户

定位：在头部，枕外隆凸的上缘凹陷中。

取穴方法：正坐位，自后发际正中向上推至枕外隆凸上缘凹陷处取脑户（图 2-4）。

强间

定位：在头部，后发际正中直上 4 寸。

取穴方法：正坐位，于前后发际正中之间 12 寸，入发际正中直上 4 寸处取强间（图 2-4）。

后顶

定位：在头部，后发际正中直上 5.5 寸。

取穴方法：正坐位，前后发际正中之间 12 寸，从前后发际中点略向后发际方向移 0.5 寸处取后顶（图 2-4）。

百会

定位：在头部，前发际正中直上 5 寸。

取穴方法（图 2-5）

方 法 1：

正坐位，前发际正中至后发际正中连线中点略向前 1 寸即发际正中直上 5 寸取百会。

方法 2：正坐位，两耳尖连线与头正中线交点处取百会。

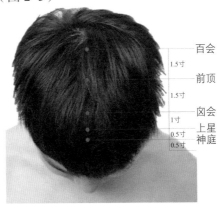

◆ 图 2-5

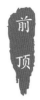

定位：在头部，前发际正中直上 3.5 寸。

取穴方法：正坐位，将前发际正中与后发际正中连线分为三等份，在前 1/3 与后 2/3 交点略向前 0.5 寸取前顶（图 2-5）。

定位：在头部，前发际正中直上 2 寸。

取穴方法：正坐位，于前后发际正中之间 12 寸，入发际正中直上 2 寸取囟会（图 2-5）。

定位：在头部，前发际正中直上 1 寸。

取穴方法（图 2-5）

方法 1：正坐位，将前发际与后发际正中连线三等分，再将前 1/3 四等份，于前 1/4 与 3/4 交点处取上星。

方法 2：正坐位，结合拇指同身寸取 1 寸，前发际正中直上 1 寸处取上星。

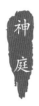

定位：在头部，前发际正中直上 0.5 寸。

取穴方法（图 2-5）

方法 1：正坐位，前发际正中直上 1 寸取上星，上星与前发际正中的中点取神庭。

方法 2：正坐位，将前发际与后发际正中连线四等份，再将前 1/4 六等分，在前 1/6 与 5/6 交点处取神庭。

方法 3：正坐位，取拇指同身寸，前发际正中直上 1 寸中点处取神庭。

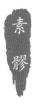
素髎

定位：在面部，鼻尖的正中央。

取穴方法：鼻尖正中取素髎（图2-6）。

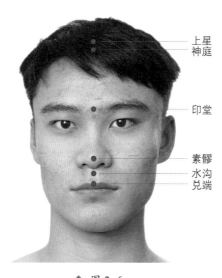

上星
神庭

印堂

素髎
水沟
兑端

◆ 图2-6

水沟

定位：在面部，人中沟的上1/3与中1/3交点处。

取穴方法：仰卧位或正坐位，人中沟的上1/3与下2/3交点处取水沟（图2-6）。

兑端

定位：在面部，上唇结节的中点。

取穴方法：仰卧位或正坐位，人中沟下端的皮肤与上唇的移行部取兑端（图2-6）。

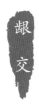

龈交

定位：在上唇内，上唇系带与上牙龈的交点。

取穴方法：仰卧位或正坐位，上唇系带与齿龈的相接处取龈交（图 2-7）。

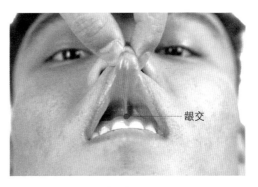

——龈交

◆ 图 2-7

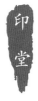

印堂

定位：在头部，两眉毛内侧端中间的凹陷中。

取穴方法：仰卧位或正坐位，两眉毛内侧端连线中点取印堂（图 2-6）。

五、针刺安全操作提示及正确操作要点

1. 长强

针刺时注意不要刺穿直肠，以防感染。

正确操作方法：贴近尾骨前缘，沿尾骨与直肠之间缓慢刺入 0.5 ～ 1 寸。

2. 哑门

进针勿向上深刺，进针过程中如有触电感，应立即退针，切勿提插。

正确操作方法：头前倾直刺或针尖向下颌方向缓慢刺入。

3. 风府

针刺风府穴不宜向前上方深刺，如果针尖向前上方深入，则可穿破寰枕后膜、硬脊膜和蛛网膜进入枕骨大孔及小脑延髓池，损伤延髓，导致生命危险。

正确操作方法：正坐伏案，头微前倾，使颈部肌肉放松，针尖向下颌方向缓慢刺入 0.5 ～ 1 寸。

4. 水沟

如果用于醒脑开窍，正确操作方法：针刺时，针尖约呈 30°角向上刺入 1cm，用高频率、大幅度捻转泻法。

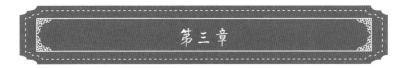

第三章

任脉腧穴取穴技巧

一、经脉循行

任脉主要由 1 条主脉构成。

主脉：起于胞中→出会阴→上毛际→入少腹→经关元→至咽喉→上面→入目。

体表循行线：起于前后二阴之间（会阴）→ 向前经腹、胸部正中线 → 胸骨上窝 → 颈正中线 → 止于颏唇沟正中（承浆）。

联系的脏腑及组织器官：胞宫；咽喉、目。

二、腧穴概要

1. 腧穴数目

任脉分布有 24 个腧穴。起穴为会阴，末穴为承浆。

2. 腧穴名称

任脉的腧穴名称见表 3-1。

表 3-1　任脉腧穴

代码	穴名	拼音	特定穴类属
CV1	会阴	Huìyīn	
CV2	曲骨	Qūgǔ	
CV3	中极	Zhōngjí	膀胱之募穴
CV4	关元	Guānyuán	小肠之募穴
CV5	石门	Shímén	三焦之募穴

代码	穴名	拼音	特定穴类属
CV6	气海	Qìhǎi	
CV7	阴交	Yīnjiāo	
CV8	神阙	Shénquè	
CV9	水分	Shuǐfēn	
CV10	下脘	Xiàwǎn	
CV11	建里	Jiànlǐ	
CV12	中脘	Zhōngwǎn	胃之募穴；八会穴之腑会
CV13	上脘	Shàngwǎn	
CV14	巨阙	Jùquè	心之募穴
CV15	鸠尾	Jiūwěi	络穴
CV16	中庭	Zhōngtíng	
CV17	膻中	Dànzhōng	心包之募穴；八会穴之气会
CV18	玉堂	Yùtáng	
CV19	紫宫	Zǐgōng	
CV20	华盖	Huágài	
CV21	璇玑	Xuánjī	
CV22	天突	Tiāntū	
CV23	廉泉	Liánquán	
CV24	承浆	Chéngjiāng	

三、常用体表解剖标志和骨度分寸

1.体表解剖标志

腹部：耻骨联合、脐等。

胸部：剑胸结合、胸骨角、胸骨柄、胸骨上窝、第1至第5肋间隙、乳头等。

颈部：喉结、舌骨体等。

面部：颏唇沟。

【注释】

（1）胸骨角：胸骨柄与胸骨体相接处略向前突形成的横行

隆起，横平第 2 肋。

（2）胸骨上窝：胸骨柄上方的凹陷部，正常器官位于其后。

（3）颏唇沟：下唇和下颏之间的凹陷。

（4）两乳头平第 4 肋间隙（男性和未哺乳过女性）。

2. 体表骨度分寸

胸部：天突至歧骨（剑胸结合中点）为 9 寸。

腹部：歧骨至脐中为 8 寸，脐中至耻骨联合上缘为 5 寸。

四、腧穴定位与取穴方法

定位：在会阴区，男性在阴囊根部与肛门连线的中点；女性在大阴唇后联合与肛门连线的中点。

取穴方法：取截石位，男性在阴囊根部与肛门连线中点，女性在大阴唇后联合与肛门连线的中点（图 3-1）。

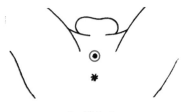

◆ 图 3-1

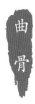

定位：在下腹部，耻骨联合上缘，前正中线上。

取穴方法：仰卧位，露出阴毛边际，从脐中向下循推，找到耻骨联合上缘，于耻骨联合上缘，前正中线上取曲骨（图 3-2）。

中极

定位：在下腹部，脐中下 4 寸，前正中线上。

取穴方法：仰卧位，一手无名指按于脐中，另一手无名指按于耻骨联合上缘水平，两手的食指、中指、无名指自然等距将其连线分为五等份，每一等份是 1 寸，于脐中下 4 寸，前正中线上取中极（图 3-2）。

关元

定位：在下腹部，脐中下 3 寸，前正中线上。

取穴方法（图 3-2）

方法 1：仰卧位，一手无名指按于脐中，另一手无名指按于耻骨联合上缘水平，两手的食指、中指、无名指自然等距将其连线分为五等份，每一等份是 1 寸，

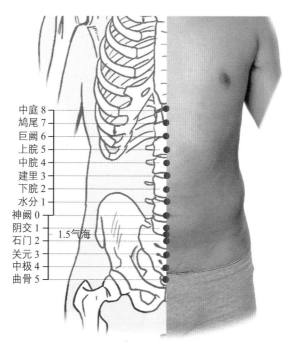

中庭 8
鸠尾 7
巨阙 6
上脘 5
中脘 4
建里 3
下脘 2
水分 1
神阙 0
阴交 1
石门 2   1.5 气海
关元 3
中极 4
曲骨 5

◆ 图 3-2

于脐中下 3 寸，前正中线上取关元。

方法 2：仰卧位，结合一夫法于脐中下方取 3 寸，前正中线上取关元。

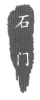

定位：在下腹部，脐中下 2 寸，前正中线上。

取穴方法：仰卧位，一手无名指按于脐中，另一手无名指按于耻骨联合上缘水平，两手的食指、中指、无名指自然等距将其连线分为五等份，每一等份是 1 寸，于脐中下 2 寸，前正中线上取石门（图 3-2）。

定位：在下腹部，脐中下 1.5 寸，前正中线上。

取穴方法（图 3-2）

方法 1：仰卧位，一手无名指按于脐中，另一手无名指按于耻骨联合上缘水平，两手的食指、中指、无名指自然等距将其连线分为五等份，每一等份是 1 寸，脐中下 1 寸略向下 0.5 寸，前正中线上取气海。

方法 2：仰卧位，一手无名指按于脐中，另一手无名指按于耻骨联合上缘水平，两手的食指、中指、无名指自然等距将其连线分为五等份，每一等份是 1 寸，脐中下 3 寸处取关元，关元与脐中的连线中点处取气海。

定位：在下腹部，脐中下 1 寸，前正中线上。

取穴方法（图 3-2）

方法 1：仰卧位，一手无名指按于脐中，另一手无名指按于耻骨联合上缘水平，两手的食指、中指、无名指自然等距将其连线分为五等份，每一等份是 1 寸，于脐中下1寸，前正中线上取阴交。

方法2：仰卧位，结合拇指同身寸于脐中下方取1寸，前正中线上取阴交。

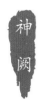

定位：在脐区，脐中央。

取穴方法：仰卧位，肚脐中央取神阙（图3-2）。

定位：在上腹部，脐中上1寸，前正中线上。

取穴方法（图3-2）

方法1：仰卧位，脐中与剑胸结合中点之间的骨度分寸为8寸，将其分为八等份，每份为1寸，于脐中上1寸，前正中线上取水分。

方法2：仰卧位，结合拇指同身寸于脐中上方取1寸，前正中线上取水分。

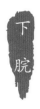

定位：在上腹部，脐中上2寸，前正中线上。

取穴方法：仰卧位，脐中与剑胸结合中点之间的骨度分寸为8寸，将其分为四等份，每份为2寸，于脐中上2寸，前正中线上取下脘（图3-3）。

定位：在上腹部，脐中上3寸，前正中线上。

取穴方法（图3-3）

方法1：仰卧位，脐中与剑胸结合中点之间的骨度分寸为8寸，将其分为八等份，每份为1寸，于脐中上3寸，前正中线上取建里。

方法 2：仰卧位，结合一夫法于脐中上方取 3 寸，前正中线上取建里。

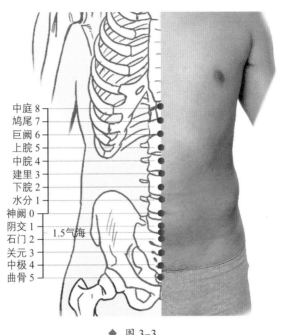

◆ 图 3-3

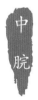

定位：在上腹部，脐中上 4 寸，前正中线上。

取穴方法：仰卧位，脐中与剑胸结合中点之间的骨度分寸为 8 寸，在两点连线的中点处取中脘（图 3-3）。

定位：在上腹部，脐中上 5 寸，前正中线上。

取穴方法：仰卧位，脐中与剑胸结合中点之间的骨度分寸为 8 寸，将其分为八等份，每份为 1 寸，于脐中上 5 寸，前正中线上取上脘（图 3-3）。

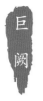

定位：在上腹部，脐中上 6 寸，前正中线上。

取穴方法：仰卧位，脐中与剑胸结合中点之间的骨度分寸为 8 寸，将其分为四等份，每份为 2 寸，剑胸结合中点下 2 寸，前正中线上取巨阙（图 3-3）。

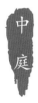

定位：在上腹部，剑胸结合下 1 寸，前正中线上。

取穴方法（图 3-3）

方法 1：仰卧位，脐中与剑胸结合中点之间的骨度分寸为 8 寸，将其分为八等份，每份为 1 寸，剑胸结合中点下 1 寸，前正中线上取鸠尾。

方法 2：仰卧位，结合拇指同身寸于剑胸结合中点下取 1 寸，前正中线上取鸠尾。

定位：在胸部，剑胸结合中点处，前正中线上。

取穴方法：仰卧位，取穴者双手拇指分别沿双侧肋弓向上滑动，交汇处找到剑胸结合（歧骨），剑胸结合中点处取中庭（图 3-4）。

定位：在胸部，横平第 4 肋间隙，前正中线上。

取穴方法（图 3-4）

方法 1：仰卧位，在胸骨上端找到胸骨角，平第 2 肋，向下循推找到第 4 肋间隙，横平第 4 肋间隙，前正中线上取膻中。

方法 2：仰卧位，男性双侧乳头连线中点处取膻中。

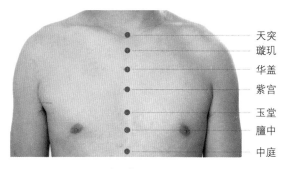

天突
璇玑
华盖
紫宫
玉堂
膻中
中庭

◆ 图 3-4

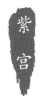

玉堂

定位：在胸部，横平第 3 肋间隙，前正中线上。

取穴方法（图 3-4）

方法 1：仰卧位，在胸骨上端找到胸骨角，平第 2 肋，向下循推找到第 3 肋间隙，横平第 3 肋间隙，前正中线上取玉堂。

方法 2：仰卧位，通过乳头平第 4 肋间隙，向上循推找到第 3 肋间隙，横平第 3 肋间隙，前正中线上取玉堂。

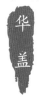

紫宫

定位：在胸部，横平第 2 肋间隙，前正中线上。

取穴方法（图 3-4）

方法 1：仰卧位，在胸骨上端找到胸骨角，平第 2 肋，横平第 2 肋间隙，前正中线上取紫宫。

方法 2：仰卧位，通过乳头平第 4 肋间隙，向上循推找到第 2 肋间隙，横平第 2 肋间隙，前正中线上取紫宫。

华盖

定位：在胸部，横平第 1 肋间隙，前正中线上。

取穴方法（图 3-4）

方法 1：仰卧位，在胸骨上端找到胸骨角，平第 2 肋，向上循推找到第 1 肋间隙，横平第 1 肋间隙，前正中线上取华盖。

方法 2：仰卧位，通过乳头平第 4 肋间隙，向上循推找到第 1 肋间隙，横平第 1 肋间隙，前正中线上取华盖。

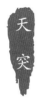

定位：在胸部，胸骨上窝下 1 寸，前正中线上。

取穴方法（图 3-4）

方法 1：仰卧位，胸骨上窝中点至剑胸结合中点之间的骨度分寸为 9 寸，取靠近胸骨上窝中点的 1/9 为胸骨上窝中点下 1 寸，前正中线上取璇玑。

方法 2：仰卧位，结合拇指同身寸于胸骨上窝中点下取 1 寸，前正中线上取璇玑。

定位：在颈前区，胸骨上窝中央，前正中线上。

取穴方法：仰卧位，胸骨上端找到胸骨上窝，胸骨上窝中央取天突（图 3-4）。

定位：在颈前区，喉结上方，舌骨上缘凹陷中，前正中线上。

取穴方法：仰卧位，在颈前区找到喉结，在喉结上方触摸到舌骨，舌骨上缘，前正中线上取廉泉（图 3-5）。

定位：在面部，颏唇沟的正中凹陷处。

取穴方法：仰卧位，面部颏唇沟正中凹陷处取承浆（图 3-5）。

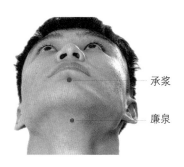

承浆

廉泉

◆ 图 3-5

五、针刺安全操作提示及正确操作要点

1. 关元、中极

针刺前应排空小便，直刺一般不得超过 1.2 寸，尿潴留、膀胱高度膨胀的患者应斜刺，并宜注意控制进针深度，防止刺破膀胱。

正确操作方法：向前阴方向斜刺 1 ～ 1.2 寸；孕妇禁针。

2. 鸠尾

鸠尾正对腹腔内的肝脏，上方穿过膈肌对胸腔内的心脏，针刺时除不宜深刺，以防刺伤肝脏外，也不可向上斜刺，否则易刺入胸腔，损伤心脏。

正确操作方法：向下斜刺 0.5 ～ 1 寸。

3. 天突

天突禁止直刺、深刺，以防刺破气管壁，也不可向左右方向斜刺、深刺，以免误伤肺尖。

正确操作方法：先直刺进针 0.2 ～ 0.3 寸，然后沿胸骨柄后缘、气管前缘缓慢刺入 0.5 ～ 1 寸，一般不留针。

4. 廉泉

不宜留针，以防因吞咽动作而折针。

正确操作方法：直刺 0.5 ～ 1 寸，不留针。

第四章

手太阴肺经腧穴取穴技巧

一、经脉循行概要

手太阴肺经经脉由 1 条主脉和 1 条支脉构成。

主脉：起于中焦→大肠→胃口→肺→肺系→腋下→上肢内侧前缘→止于大指末端。

支脉：从腕后别出 → 沿食指内侧终止于食指末端 → 接手阳明大肠经。

体表循行线：起于胸部外上方（锁骨下窝）→ 行于上肢内侧前缘 → 经手寸口部 → 沿大鱼际 → 止于大指桡侧末端。

联系的脏腑及组织器官：肺、大肠、胃；气管、喉咙。

二、腧穴概要

1.腧穴数目

手太阴肺经分布有 11 个腧穴。起穴为中府，末穴为少商。

2.腧穴名称

手太阴肺经腧穴名称见表4-1。

表 4-1　手太阴肺经腧穴

代码	穴名	拼音	特定穴类属
LU1	中府	Zhōngfǔ	肺之募穴
LU2	云门	Yúnmén	

代码	穴名	拼音	特定穴类属
LU3	天府	Tiānfǔ	
LU4	侠白	Xiábái	
LU5	尺泽	Chǐzé	合穴
LU6	孔最	Kǒngzuì	郄穴
LU7	列缺	Lièquē	络穴，八脉交会穴
LU8	经渠	Jīngqú	经穴
LU9	太渊	Tàiyuān	输穴，原穴，八会穴之脉会
LU10	鱼际	Yújì	荥穴
LU11	少商	Shàoshāng	井穴

三、常用体表解剖标志和骨度分寸

1. 体表解剖标志

胸部：胸骨角、锁骨、第 1 肋间隙等。

上臂部：腋前皱襞、肱二头肌、肱二头肌腱等。

前臂部：桡骨茎突、腕掌侧横纹、桡动脉等。

手部：第 1 掌骨、赤白肉际、指甲角等。

【注释】

（1）胸骨角：胸骨柄与胸骨体相接处略向前突形成的横行隆起，两侧正对第 2 肋。

（2）肱二头肌和肱二头肌腱：在上臂前面，其内、外侧各有一纵行浅沟，内侧沟较明显，其下部肌腱可在肘窝处摸到。

（3）桡骨茎突：为桡骨下端外侧的骨性隆起，一般比尺骨茎突低。

（4）腕掌侧横纹：屈腕时，在腕掌侧出现 2 ～ 3 条横行的皮肤皱纹，分别称近侧横纹、中间横纹（不恒定）和远侧横纹。

2.体表骨度分寸

上臂：腋前、后纹头至肘横纹（平肘尖）为9寸。

前臂：肘横纹至腕掌侧（背侧）横纹为12寸。

胸部：肩胛骨喙突内侧缘至胸正中线为6寸。

四、腧穴定位与取穴方法

定位：在胸部，横平第1肋间隙，锁骨下窝外侧，前正中线旁开6寸。

取穴方法（图4-1）

方法1：仰卧位或正坐位，于锁骨下窝外侧，肩胛骨喙突内侧缘至胸正中线为6寸，胸骨角正对第2肋，向上找到第1肋间隙处取中府。

方法2：仰卧位或正坐位，先按于锁骨外端（肩峰端）下缘三角形凹陷处取云门；再直向下摸至与第1肋间隙平齐处取中府。

定位：在胸部，锁骨下窝凹陷中，肩胛骨喙突内缘，前正中线旁开6寸。

取穴方法（图4-1）

方法1：仰卧位或正坐位，于锁骨外端（肩峰端）下缘三角形凹陷处取云门。

方法2：仰卧位或正坐位，于锁骨下窝外侧，喙突内侧缘至胸正中线为6寸，喙突内侧缘凹陷处取云门。

方法3：正坐位，用手叉腰，当锁骨外端下缘出现的三角形凹窝的中点处取云门。

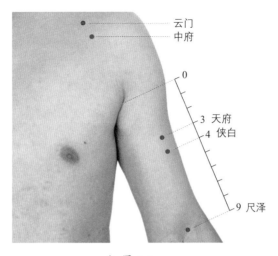

◆ 图 4-1

天府

定位：在臂前区，腋前纹头下 3 寸，肱二头肌桡侧缘处。

取穴方法（图 4-1）

方法 1：仰掌，肘部微弯曲。肘横纹与腋前纹头连线的上 1/3 与下 2/3 交点水平线上，肱二头肌外侧缘处取天府。

方法 2：坐位，臂向前平举，俯头鼻尖接触上臂内侧处取天府。

侠白

定位：在臂前区，腋前纹头下 4 寸，肱二头肌桡侧缘处。

取穴方法：仰掌，腋前纹头至肘横纹 9 寸等分为三等份，取上 1/3 与下 2/3 交点略向下 1 寸即为腋前纹头下 4 寸，肱二头肌外侧缘处取侠白（图 4-1）。

尺泽

定位：在肘区，肘横纹上，肱二头肌腱桡侧缘凹陷中。

取穴方法：仰掌，肘部微弯曲，于肱二头肌腱桡侧缘凹陷中取尺泽（图4-1）。

孔最

定位：在前臂前区，腕掌侧远端横纹上7寸，尺泽与太渊连线上。

取穴方法：仰掌，肘横纹与腕掌侧远端横纹连线中点向上1寸，取腕掌侧远端横纹上7寸，于桡骨内侧缘取孔最（图4-2）。

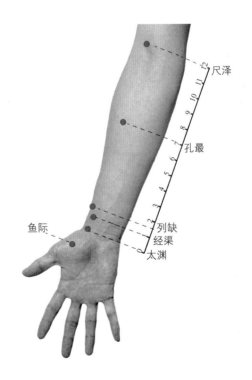

◆ 图4-2

列缺

定位：在前臂，腕掌侧远端横纹上 1.5 寸，拇短伸肌腱与拇长展肌腱之间，拇长展肌腱沟的凹陷中。

取穴方法（图 4-2）

方法 1：侧掌，拇指向外上方翘起，腕横纹桡侧两筋之间凹陷处的阳溪（手阳明大肠经穴），在阳溪上 1.5 寸的桡骨茎突中部凹陷处取列缺。

方法 2：侧掌，将肘横纹与腕掌侧远端横纹八等分，取腕掌侧远端横纹上 1.5 寸，于拇短伸肌腱与拇长展肌腱之间凹陷处取列缺。

方法 3：两手虎口交叉，一手食指平伸，于食指尖正对处取列缺。

经渠

定位：在前臂前区，腕掌侧远端横纹上 1 寸，桡骨茎突与桡动脉之间。

取穴方法（图 4-2）

方法 1：侧掌，将肘横纹与腕掌侧远端横纹十二等分，取腕掌侧远端横纹上 1 寸，于桡骨茎突内侧与桡动脉之间取经渠。

方法 2：侧掌，结合拇指同身寸于腕掌侧远端横纹上取 1 寸，于桡骨茎突内侧与桡动脉之间取经渠。

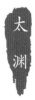

太渊

定位：在腕前区，桡骨茎突与舟状骨之间，拇长展肌腱尺侧凹陷中。

取穴方法：侧掌，腕掌侧远端横纹桡侧，桡动脉搏动处（图 4-2）。

鱼际

定位：在手外侧，第1掌骨桡侧中点赤白肉际处。

取穴方法（图4-2）

方法1：侧掌，第1掌骨中点之掌侧赤白肉际处取鱼际。

方法2：侧掌，微握拳，腕关节稍向下曲，于第1掌骨中点赤白肉际处，掌面骨边取鱼际。

少商

定位：在手指，拇指末节桡侧，指甲根角侧上方0.1寸。

取穴方法（图4-3）

方法1：侧掌伸拇指，拇指桡侧指甲角侧上方（沿角平分线方向）0.1寸处取少商。

方法2：侧掌伸拇指，沿拇指末节桡侧缘做一直线，于爪甲基底缘做一水平线，两线相交处取少商。

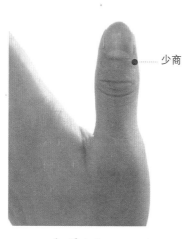

少商

◆ 图4-3

五、针刺安全操作提示及正确操作要点

1. 中府、云门

不可向内深刺，以免误入胸腔，伤及肺脏，造成气胸。

正确操作方法：向外斜刺或平刺 0.5 ～ 0.8 寸。

2. 太渊

应避开桡动脉针刺，以免伤及动脉。

正确操作方法：针刺时一手拇指指端向尺侧按压桡动脉，另一手持针沿拇指指甲面进针。

第五章

手阳明大肠经腧穴取穴技巧

一、经脉循行概要

手阳明大肠经由 1 条主脉和 1 条支脉构成。

主脉：起于食指端→虎口→腕上两筋间→上肢外侧前缘→肩→交会大椎→缺盆→肺→大肠。

支脉：从缺盆部上行 → 颈 → 面颊→ 下齿→ 口旁→ 交会人中部（左右交叉）→止于鼻旁→接足阳明胃经。

体表循行线：起于食指端→ 经虎口 → 至腕上两筋间 → 行于上肢外侧前缘 → 肩部→ 沿颈部→ 面颊→ 止于对侧鼻孔旁。

联系的脏腑及组织器官：肺、大肠；口、下齿、鼻。

二、腧穴概要

1. 腧穴数目

手阳明大肠经分布有 20 个腧穴。起穴为商阳，末穴为迎香。

2. 腧穴名称

手阳明大肠经腧穴名称见表 5-1。

表 5-1　手阳明大肠经腧穴

代码	穴名	拼音	特定穴类属
LI1	商阳	Shāngyáng	井穴
LI2	二间	Èrjiān	荥穴
LI3	三间	Sānjiān	输穴
LI4	合谷	Hégǔ	原穴
LI5	阳溪	Yángxī	经穴
LI6	偏历	Piānlì	络穴
LI7	温溜	Wēnliū	郄穴
LI8	下廉	Xiàlián	
LI9	上廉	Shànglián	
LI10	手三里	Shǒusānlǐ	
LI11	曲池	Qūchí	合穴
LI12	肘髎	Zhǒuliáo	
LI13	手五里	Shǒuwǔlǐ	
LI14	臂臑	Bìnào	
LI15	肩髃	Jiānyú	
LI16	巨骨	Jùgǔ	
LI17	天鼎	Tiāndǐng	
LI18	扶突	Fútū	
LI19	口禾髎	Kǒuhéliáo	
LI20	迎香	Yíngxiāng	

三、常用体表解剖标志和骨度分寸

1. 体表解剖标志

手部：第 2 掌指关节、指甲角等。

上臂部：腋前皱襞、三角肌、肩峰等。

前臂部：拇长伸肌腱、拇短伸肌腱、腕横纹、肘横纹等。

胸部：胸锁乳突肌、喉结等。

面部：鼻翼、鼻唇沟等。

【注释】

（1）三角肌：位于肩部，呈三角形，起自锁骨的外侧端、肩峰和肩胛区。

（2）拇长伸肌腱：起自尺骨后面，止于拇指近节指骨底。

（3）拇短伸肌腱：起自桡骨后面，止于拇指近节指骨底。

（4）胸锁乳突肌：斜列于颈部两侧，为颈部一对强有力的肌肉，起自胸骨柄前面和锁骨的胸骨端，肌束斜向后上方，止于颞骨乳突。

（5）鼻唇沟：鼻翼向外下方到口角的浅沟。

2.体表骨度分寸

上臂：腋前、后纹头至肘横纹（平肘尖）为9寸。

前臂：肘横纹（平肘尖）至腕（腕背）横纹（腕关节上近掌根第1条横纹）为12寸。

四、腧穴定位与取穴方法

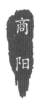

定位：在手指，食指末节桡侧，指甲根角侧上方0.1寸。

取穴方法（图5-1）

方法1：伸掌，食指爪甲桡侧缘上方（沿角平分线方向）0.1寸处取商阳。

方法2：伸掌，沿食指爪甲桡侧缘做一直线，于爪甲基底缘做一水平线，两线相交处取商阳。

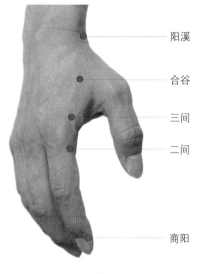

阳溪

合谷

三间

二间

商阳

◆ 图 5-1

定位：在手指，第 2 掌指关节桡侧远端赤白肉际处。

取穴方法（图 5-1）

方法 1：立掌，微握拳，循食指桡侧赤白肉际找到第 2 掌指关节，于第 2 掌指关节远端凹陷处取二间。

方法 2：立掌，微握拳，第 2 掌指关节桡侧前缘，赤白肉际处取二间。

定位：在手背，第 2 掌指关节桡侧近端凹陷中。

取穴方法（图 5-1）

方法 1：立掌，微握拳，循食指桡侧赤白肉际找到第 2 掌指关节，于第 2 掌指关节近端凹陷处取三间。

方法 2：立掌，微握拳，第 2 掌指关节桡侧前缘，赤白肉际处取三间。

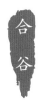

定位：在手背，第 2 掌骨桡侧中点处。

取穴方法（图 5-1）

方法 1：微握拳，找出第 2 掌骨中点，于第 2 掌骨中点的桡侧取合谷。

方法 2：一手拇、食两指张开，另一手的拇指关节横纹放于虎口上，拇指屈指指尖处取合谷。

方法 3：伸掌，五指并拢，第 1、2 掌骨间背侧肌隆起处取合谷。

定位：在腕区，腕背侧远端横纹桡侧，桡骨茎突远端，解剖学"鼻烟窝"凹陷中。

取穴方法：取坐位，竖掌屈肘用力跷拇指，在腕背横纹桡侧两筋之间取阳溪（图 5-1）。

定位：在前臂，腕背侧远端横纹上 3 寸，阳溪与曲池连线上。

取穴方法（图 5-2）

方法 1：屈肘至最大限度，于肘横纹桡侧端取曲池。将阳溪与曲池间的连线等分成 4 份，每份为 3 寸，于连线的下 1/4 与上 3/4 交点处取偏历。

方法 2：侧腕屈肘 90°，肱骨外上髁与尺泽连线中点处取曲池。将阳溪与曲池间的连线等分成 4 份，每份为 3 寸，于连线的下 1/4 与上 3/4 交点处取偏历。

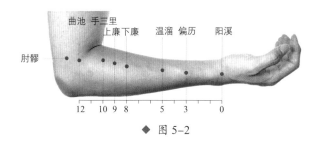

◆ 图 5-2

温溜

定位：在前臂，腕背侧远端横纹上 5 寸，阳溪与曲池连线上。

取穴方法（图 5-2）

方法 1：屈肘至最大限度，于肘横纹外侧端取曲池。将阳溪与曲池间的连线二等分，每份为 6 寸，连线中点下 1 寸取温溜。

方法 2：侧腕屈肘 90°，肱骨外上髁与尺泽连线中点处取曲池。将阳溪与曲池间的连线二等分，每份为 6 寸，连线中点下 1 寸取温溜。

下廉

定位：在前臂，肘横纹下 4 寸，阳溪与曲池连线上。

取穴方法（图 5-2）

方法 1：屈肘至最大限度，于肘横纹外侧端取曲池。将阳溪与曲池间的连线三等分，每份为 4 寸，连线的上 1/3 与下 2/3 交点处取下廉。

方法 2：屈肘至 90°，肱骨外上髁与尺泽连线中点处取曲池。将阳溪与曲池间的连线三等分，每份为 4 寸，连线的上 1/3 与下 2/3 交点处取下廉。

上廉 　定位：在前臂，肘横纹下 3 寸，阳溪与曲池连线上。

取穴方法（图 5-2）

方法 1：屈肘至最大限度，于肘横纹外侧端取曲池。将阳溪与曲池间的连线四等分，每份为 3 寸，于连线的上 1/4 与下 3/4 交点处取上廉。

方法 2：屈肘至 90°，肱骨外上髁与尺泽连线中点处取曲池。将阳溪与曲池间的连线四等分，每份为 3 寸，于连线的上 1/4 与下 3/4 交点处取上廉。

手三里 　定位：在前臂，肘横纹下 2 寸，阳溪与曲池连线上。

取穴方法（图 5-2）

方法 1：屈肘至最大限度，于肘横纹外侧端取曲池。将阳溪与曲池间的连线六等分，每份为 2 寸，上廉再上 1 寸取手三里。

方法 2：屈肘至 90°，肱骨外上髁与尺泽连线中点处取曲池。将阳溪与曲池间的连线六等分，每份为 2 寸，在上 1/6 与下 5/6 交点处取手三里。

曲池 　定位：在肘区，尺泽与肱骨外上髁连线的中点处。

取穴方法（图 5-3）

方法 1：屈肘至最大限度，于肘横纹外侧端取曲池。

方法 2：侧腕屈肘，于肘横纹中肱二头肌桡侧缘取尺泽，

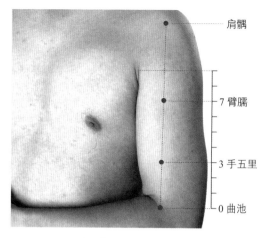

◆ 图 5-3

于肘尖外侧骨性突起处取肱骨外上髁，尺泽与肱骨外上髁连线处取曲池。

肘髎

　　定位：在肘区，肱骨外上髁上缘，髁上嵴的前缘。

取穴方法（图 5-2）

　　方法 1：屈肘至最大限度，于肘横纹外侧端取曲池，将肘尖至腋后纹头连线三等分，每份取 1 寸，在曲池外上 45°处取肘髎。

　　方法 2：自曲池穴向上推至肱骨外上髁上缘，髁上嵴前缘处取肘髎。

手五里

　　定位：在臂部，肘横纹上 3 寸，曲池与肩髃连线上。

取穴方法（图 5-3）

　　方法 1：先外展肩关节，然后找到肩峰，于肩峰前下方凹陷处取肩髃。屈肘取曲池穴，将腋前、腋后皱襞水平与曲池连线三等分，每份为 3 寸，于连线的下 1/3 与上 2/3 交点处取手五里。

方法 2：自然垂臂，于肱骨外上髁上 3 寸，肱骨内缘骨边取手五里。

方法 3：先外展肩关节，然后找到肩峰，于肩峰前下方凹陷处取肩髃。屈肘取曲池穴，采用一夫法取 3 寸，曲池与肩髃连线上取手五里。

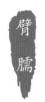

定位：在臂部，曲池上 7 寸，三角肌前缘处。

取穴方法（图 5-3）

方法 1：外展肩关节，三角肌前下缘与肱骨的交点处，曲池与肩髃连线上，曲池上 7 寸处取臂臑。

方法 2：外展肩关节，三角肌止点处取臂臑。

定位：在三角肌区，肩峰外侧缘前端与肱骨大结节两骨间凹陷中。

取穴方法（图 5-3）

方法 1：先外展肩关节，然后找到肩峰，于肩峰前下方凹陷处取肩髃。

方法 2：上臂平举，肩部出现两个凹陷，前方凹陷取肩髃。

定位：在肩胛区，锁骨肩峰端与肩胛冈之间凹陷中。

取穴方法（图 5-4）

方法 1：放松肩部，先找到肩峰，再于其内后侧按到一凹陷，即锁骨肩峰端与肩胛冈之间形成的叉骨间凹陷处取巨骨。

方法 2：正坐垂肩，在肩锁关节后缘，于锁骨肩峰端与肩胛骨之间凹陷中取巨骨。

方法 3：正坐垂肩，冈上窝外端两骨间凹陷中取巨骨。

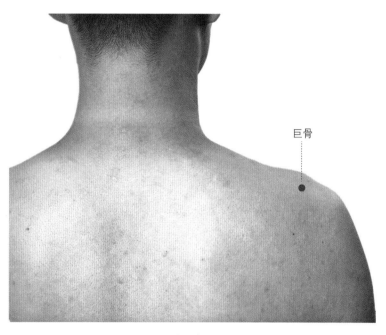

巨骨

◆ 图 5-4

天鼎

定位：在颈部，横平环状软骨，胸锁乳突肌后缘。

取穴方法：正坐位，头转向一侧，显示出胸锁乳突肌，横平环状软骨，胸锁乳突肌后缘取天鼎（图 5-5）。

定位：在胸锁乳突肌区，横平喉结，胸锁乳突肌前、后缘中间。

取穴方法：正坐位，头转向一侧，显示出胸锁乳突肌，于其喉结水平线上，胸锁乳突肌的前、后缘之间取扶突（图 5-5）。

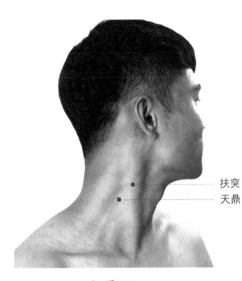

扶突
天鼎

◆ 图 5-5

定位：在面部，横平人中沟上 1/3 与下 2/3 交点，鼻孔外缘直下。

取穴方法：正坐，在水沟穴的水平线与鼻孔外缘的下垂线交点处取口禾髎（图 5-6）。

定位：在面部，鼻翼外缘中点旁，鼻唇沟中。

取穴方法：微笑显示鼻唇沟，于沟中平鼻翼外缘中点处取迎香（图 5-6）。

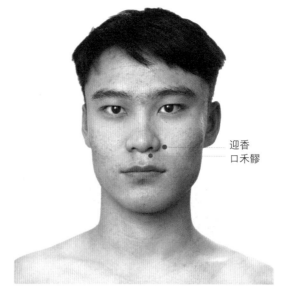

迎香
口禾髎

◆ 图 5-6

五、针刺安全操作提示及正确操作要点

1. 扶突

深层有颈血管鞘，针刺时应避开颈总动脉。

正确操作要点：直刺 0.5 ～ 0.8 寸，不可过深；一般不使用电针，以免引起迷走神经反应。

2. 迎香

迎香处于危险三角处，注意严格消毒。

正确操作要点：略向内上方斜刺或平刺 0.3 ～ 0.5 寸。

第六章

足阳明胃经腧穴取穴技巧

一、经脉循行概要

足阳明胃经经脉由 2 条主脉和 4 条支脉构成。

1. 主脉

第 1 支：起于鼻→鼻根→鼻外侧→上齿→口角旁→下颌→耳前→头角。

第 2 支：从缺盆→胸腹部第 2 侧线→腹股沟。

2. 支脉

支脉 1：从下颌→喉咙→缺盆→膈→胃→脾。

支脉 2：从胃下口→腹股沟→大腿前部→膝髌→胫外侧前缘→足背→足中趾内侧（第 2 趾外侧）。

支脉 3：从膝下 3 寸→胫外侧前缘→足背→足中趾外侧。

支脉 4：从足背→出足大趾末端→接足太阴脾经。

体表循行线：分为 2 段。

鼻根旁之目下→口角旁→下颌→耳前→头角。

颈前外侧→胸腹第 2 侧线→腹股沟→股前区→膝髌→胫外侧前缘→足背→止于第 2 趾外侧。

联系的脏腑及组织器官：胃、脾；鼻、目、上齿、口、喉咙、乳房。

二、腧穴概要

1. 腧穴数目

足阳明胃经分布有 45 个腧穴。起穴为承泣，末穴为厉兑。

2. 腧穴名称

足阳明胃经腧穴名称见表 6-1。

表 6-1　足阳明胃经腧穴

代码	穴名	拼音	特定穴类属
ST1	承泣	Chéngqì	
ST2	四白	Sìbái	
ST3	巨髎	Jùliáo	
ST4	地仓	Dìcāng	
ST5	大迎	Dàyíng	
ST6	颊车	Jiáchē	
ST7	下关	Xiàguān	
ST8	头维	Tóuwéi	
ST9	人迎	Rényíng	
ST10	水突	Shuǐtū	
ST11	气舍	Qìshè	
ST12	缺盆	Quēpén	
ST13	气户	Qìhù	
ST14	库房	Kùfáng	
ST15	屋翳	Wūyì	
ST16	膺窗	Yīngchuāng	
ST17	乳中	Rǔzhōng	
ST18	乳根	Rǔgēn	
ST19	不容	Bùróng	

代码	穴名	拼音	特定穴类属
ST20	承满	Chéngmǎn	
ST21	梁门	Liángmén	
ST22	关门	Guānmén	
ST23	太乙	Tàiyǐ	
ST24	滑肉门	Huáròumén	
ST25	天枢	Tiānshū	大肠之募穴
ST26	外陵	Wàilíng	
ST27	大巨	Dàjù	
ST28	水道	Shuǐdào	
ST29	归来	Guīlái	
ST30	气冲	Qìchōng	
ST31	髀关	Bìguān	
ST32	伏兔	Fútù	
ST33	阴市	Yīnshì	
ST34	梁丘	Liángqiū	郄穴
ST35	犊鼻	Dúbí	
ST36	足三里	Zúsānlǐ	合穴，胃下合穴
ST37	上巨虚	Shàngjùxū	大肠下合穴
ST38	条口	Tiáokǒu	
ST39	下巨虚	Xiàjùxū	小肠下合穴
ST40	丰隆	Fēnglóng	络穴
ST41	解溪	Jiěxī	经穴
ST42	冲阳	Chōngyáng	原穴
ST43	陷谷	Xiàngǔ	输穴
ST44	内庭	Nèitíng	荥穴
ST45	厉兑	Lìduì	井穴

三、常用体表解剖标志和骨度分寸

1. 体表解剖标志

头面部：瞳孔、眼球、眶下缘、眶下孔、鼻翼下缘、鼻唇沟、口角、咬肌、下颌角、额弓、下颌切迹、额角发际等。

颈部：胸锁乳突肌、锁骨上窝等。

胸部：锁骨、胸骨角、乳头、第1～5肋间隙等。

腹部：胸剑联合、脐、耻骨联合上缘等。

大腿部：髂前上棘、股四头肌、髌底等。

小腿部：髌骨、髌韧带、膝眼、胫骨前嵴等。

足部：足背踝关节横纹，踇长与趾长伸肌腱，足二、三跖骨结合，足二、三趾间纹头，趾甲角等。

【注释】

（1）下颌角：下颌支后缘与下颌底相交处。

（2）下颌切迹：髁状突与冠突之间的切迹。

（3）额角发际：前发际额部曲角处。

（4）胸剑联合：胸骨体与剑突连接处。

（5）耻骨联合：耻骨联合面相接构成耻骨联合。

（6）髂前上棘：髂嵴前端。

（7）髌底：髌骨上缘。

（8）膝眼：髌骨与髌韧带形成的凹陷。

（9）胫骨前嵴：胫骨前方突起的骨嵴。

（10）踇长伸肌与趾长伸肌：踇长伸肌位于胫骨前肌与趾长伸肌之间，趾长伸肌位于胫骨前肌与踇长伸肌的外侧，二者均起于腓骨，止于趾骨底。

（11）跖骨结合部：跖骨底相邻面构成的跖骨间关节。

2. 体表骨度分寸

头部：前发际至后发际为 12 寸；前额两发角之间为 9 寸。

胸腹部：歧骨（胸剑联合）至脐中为 8 寸；脐中至横骨上廉（耻骨联合上缘）为 5 寸；两乳头之间为 8 寸。

下肢部：髀枢（股骨大转子高点）至膝中（腘横纹）为 19 寸；膝中至外踝尖为 16 寸。

四、腧穴定位与取穴方法

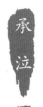
承泣

定位： 在面部，眼球与眶下缘之间，瞳孔直下。

取穴方法： 仰卧位或正坐位，目正视，瞳孔直下，眼球与眶下缘之间取承泣（图 6-1）。

四白

定位： 在面部，眶下孔处。

取穴方法： 仰卧位或正坐位，目正视，瞳孔直下，眶下孔凹陷处取四白（图 6-1）。

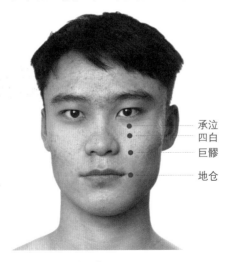

承泣
四白
巨髎
地仓

◆ 图 6-1

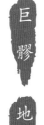

定位：在面部，横平鼻翼下缘，瞳孔直下。

取穴方法：仰卧位或正坐位，目正视，瞳孔直下，横平鼻翼下缘处取巨髎（图 6-1）。

定位：在面部，口角旁开 0.4 寸（指寸）。

取穴方法（图 6-1）

方法 1：仰卧位或正坐位，目正视，瞳孔直下，平口角处取地仓。

方法 2：仰卧位或正坐位，在口角水平延长线用拇指同身寸取 1 寸，在其中点略向内 0.1 寸处取地仓。

定位：在面部，下颌角前方，咬肌附着部的前缘凹陷中，面动脉搏动处。

取穴方法（图 6-2）

方法 1：仰卧位或正坐位，下颌角前方，咬肌附着部的前缘，当面动脉搏动处取大迎。

方法 2：仰卧位或正坐位，闭口鼓腮，在下颌骨边缘现一沟形凹陷，即为咬肌附着部的前缘，触及面动脉搏动处取大迎。

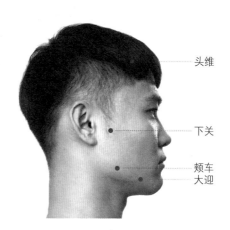

◆ 图 6-2

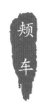

定位：在面部，下颌角前上方一横指（中指）。

取穴方法（图6-2）

方法1：仰卧位或正坐位，沿下颌角平分线上一横指（中指），闭口咬紧牙时咬肌隆起，放松时按之有凹陷处取颊车。

方法2：仰卧位或正坐位，手按于下颌角，下颌角前上方约一横指（中指）处取颊车。

方法3：取仰卧位或正坐位，上下齿用力咬紧，咬肌隆起的最高点处取颊车。

定位：在面部，颧弓下缘中央与下颌切迹之间凹陷中。

取穴方法：仰卧位或正坐位，耳前方，当颧弓下缘与下颌切迹所形成的凹陷中取下关，张口凹陷消失（图6-2）。

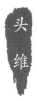

定位：在头部，额角发际直上0.5寸，头正中线旁开4.5寸。

取穴方法：仰卧位或正坐位，头部额角发际直上0.5寸，头正中线旁开4.5寸处取头维（图6-2）。

定位：在颈部，横平喉结，胸锁乳突肌前缘，颈总动脉搏动处。

取穴方法：仰卧位或正坐位，头偏向一侧，颈部喉结旁，胸锁乳突肌的前缘，颈总动脉搏动处取人迎（图6-3）。

定位：在颈部，横平环状软骨，胸锁乳突肌前缘。

取穴方法（图6-3）

方法1：仰卧位或正坐位，头偏向一侧，由喉结向下方触及环状软骨处向一侧做水平线，与胸锁乳突肌前缘交点处取水突。

方法2：仰卧位或正坐位，头偏向一侧，在喉旁取人迎，于锁骨胸骨端的上缘，胸锁乳突肌的胸骨头与锁骨头之间取气舍。人迎与气舍连线的中点，胸锁乳突肌的前缘处取水突。

定位：在胸锁乳突肌区，锁骨上小窝，锁骨胸骨端上缘，胸锁乳突肌胸骨头与锁骨头中间的凹陷中。

取穴方法（图6-3）

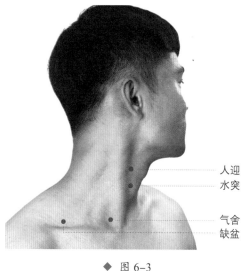

◆ 图6-3

方法 1：正坐位，头偏向一侧，锁骨胸骨端的上缘，胸锁乳突肌的胸骨头与锁骨头之间取气舍。

方法 2：正坐位，头偏向一侧，人迎直下，在锁骨的上缘处取气舍。

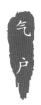

缺盆

定位：在颈外侧区，锁骨上大窝，锁骨上缘凹陷中，前正中线旁开 4 寸。

取穴方法（图 6-3）

方法 1：仰卧位或正坐位，先寻找锁骨上缘凹陷，男性将两乳头之间 8 寸二等分、女性将两锁骨中线二等分，于正中线旁开 4 寸取缺盆。

方法 2：仰卧位或正坐位，先寻找锁骨上缘凹陷，再将喙突内侧缘与正中线之间 6 寸三等分，取内 2/3 与外 1/3 交点处，即为正中线旁开 4 寸处取缺盆。

气户

定位：在胸部，锁骨下缘，前正中线旁开 4 寸。

取穴方法（图 6-4）

方法 1：仰卧位，先按于锁骨中点，锁骨下凹陷处取气户。

方法 2：仰卧位，男性将两乳头之间 8 寸二等分；女性将两锁骨中线二等分，取正中线旁开 4 寸，锁骨下缘处取气户。

方法 3：仰卧位或正坐位，先寻找锁骨下缘凹陷，再将喙突内侧缘与正中线之间 6 寸三等分，取内 2/3 与外 1/3 交点处即为正中线旁开 4 寸处取气户。

库房

定位：在胸部，第1肋间隙，前正中线旁开4寸。

取穴方法（图6-4）

方法1：仰卧位，男性将两乳头之间8寸二等分，女性将两锁骨中线二等分，取正中线旁开4寸，再根据胸骨角确定第2肋，向上摸至第1肋间隙处取库房。

方法2：仰卧位或正坐位，先根据胸骨角确定第2肋，向上推至第1肋间隙处，再将喙突内侧缘与正中线之间6寸三等分，取外2/3与内1/3交点处即为正中线旁开4寸处取库房。

屋翳

定位：在胸部，第2肋间隙，前正中线旁开4寸。

取穴方法（图6-4）

方法1：仰卧位，男性将两乳头之间8寸二等分；女性将两锁骨中线二等分，取正中线旁开4寸，再根据胸骨角确定第2肋，向下摸至第2肋间隙处取屋翳。

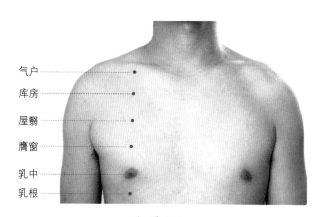

气户
库房
屋翳
膺窗
乳中
乳根

◆ 图6-4

方法 2：仰卧位或正坐位，先根据胸骨角确定第 2 肋，向下凹陷为第 2 肋间隙处，再将喙突内侧缘与正中线之间 6 寸三等分，取内 2/3 与外 1/3 交点处即为正中线旁开 4 寸处取屋翳。

膺窗

定位：在胸部，第 3 肋间隙，前正中线旁开 4 寸。

取穴方法（图 6-4）

方法 1：仰卧位，男性将两乳头之间 8 寸二等分，女性将两锁骨中线二等分，取正中线旁开 4 寸，再根据胸骨角确定第 2 肋，向下摸至第 3 肋间隙处取膺窗。

法 2：仰卧位或正坐位，先根据胸骨角确定第 2 肋，其下方凹陷为第 2 肋间隙处，再向下摸至第 3 肋间隙处；再将喙突内侧缘与正中线之间 6 寸三等分，取内 2/3 与外 1/3 交点处即为正中线旁开 4 寸处取膺窗。

乳中

定位：在胸部，乳头中央。

取穴方法（图 6-4）

方法 1：仰卧位，男性将两乳头之间 8 寸二等分，女性将两锁骨中线二等分，取正中线旁开 4 寸，再向下摸至第 4 肋间隙，乳头中央取乳中。

方法 2：仰卧位或正坐位，先根据胸骨角确定第 2 肋，其下方凹陷为第 2 肋间隙处，再向下摸至第 4 肋间隙处；再将喙突内侧缘与正中线之间 6 寸三等分，取内 2/3 与外 1/3 交点处即为正中线旁开 4 寸处取乳中。

乳根

定位：在胸部，第 5 肋间隙，前正中线旁开 4 寸。

取穴方法（图 6-4）

方法 1：仰卧位，乳头直下，乳房根部，第 5 肋间隙处取乳根。

方法 2：仰卧位或正坐位，先根据胸骨角确定第 2 肋，其下方凹陷为第 2 肋间隙处，再向下摸至第 5 肋间隙处；再将喙突内侧缘与正中线之间 6 寸三等分，取内 2/3 与外 1/3 交点处即为正中线旁开 4 寸处取乳根。

方法 3：仰卧位或正坐位，男性在乳头下 1 肋，即乳中线与第 5 肋间隙的相交处。女性在乳房根部弧线中点处。

不容

定位：在上腹部，脐中上 6 寸，前正中线旁开 2 寸。

取穴方法（图 6-5）

方法 1：仰卧位，操作者一手按于胸剑联合、一手按于脐中，将其连线八等分，每一等份是 1 寸，从乳头至胸正中线的连线中点向下做垂线，脐中上六等份，前正中线旁开 2 寸处取不容。

方法 2：仰卧位，操作者一手按于胸剑联合、一手按于脐中，将其连线八等分，每一等份是 1 寸；再将喙突内侧缘与正中线之间 6 寸三等分，取内 1/3 与外 2/3 交点处做垂线，脐中上六等份，前正中线旁开 2 寸处取不容。

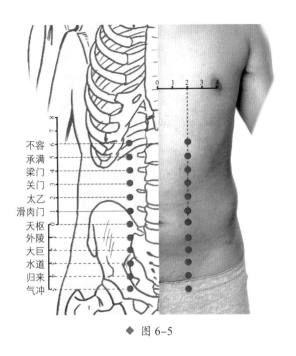

不容
承满
梁门
关门
太乙
滑肉门
天枢
外陵
大巨
水道
归来
气冲

◆ 图 6-5

定位：在上腹部，脐中上 5 寸，前正中线旁开 2 寸。

取穴方法（图 6-5）

方法 1：仰卧位，操作者一手按于胸剑联合、一手按于脐中，将其连线八等分，每一等份是 1 寸，从乳头至胸骨中线的连线中点向下做垂线，脐中上五等分，前正中线旁开 2 寸处取承满。

方法 2：仰卧位，操作者一手按于胸剑联合、一手按于脐中，将其连线八等分，每一等份是 1 寸；再将喙突内侧缘与正中线之间 6 寸三等分，取内 1/3 与外 2/3 交点处做垂线，脐中上五等分，前正中线旁开 2 寸处取承满。

梁门

定位：在上腹部，脐中上 4 寸，前正中线旁开 2 寸。

取穴方法（图 6-5）

方法 1：仰卧位，操作者一手按于胸剑联合、一手按于脐中，将其连线二等分，每一等份是 4 寸，从乳头至胸骨中线的连线中点向下做垂线，脐中上四等分，前正中线旁开 2 寸处取梁门。

方法 2：仰卧位，操作者一手按于胸剑联合、一手按于脐中，将其连线二等分，每一等份是 4 寸；再将喙突内侧缘与正中线之间 6 寸三等分，取内 1/3 与外 2/3 交点处做垂线，脐中上 4 寸，前正中线旁开 2 寸处取梁门。

关门

定位：在上腹部，脐中上 3 寸，前正中线旁开 2 寸。

取穴方法（图 6-5）

方法 1：仰卧位，操作者一手按于胸剑联合、一手按于脐中，将其连线八等分，每一等份是 1 寸，从乳头至胸骨中线的连线中点向下做垂线，脐中上三等分，前正中线旁开 2 寸处取关门。

方法 2：仰卧位，操作者一手按于胸剑联合、一手按于脐中，将其连线八等分，每一等份是 1 寸；再将喙突内侧缘与正中线之间 6 寸三等分，取内 1/3 与外 2/3 交点处做垂线，脐中上三等分，前正中线旁开 2 寸处取关门。

太乙

定位：在上腹部，脐中上 2 寸，前正中线旁开 2 寸。

取穴方法（图 6-5）

方法 1：仰卧位，操作者一手按于胸剑联合、一手按于脐中，将其连线八等分，每一等份是 1 寸，从乳头至胸骨中线的连线中点向下做垂线，脐中上二等分，前正中线旁开 2 寸处取太乙。

方法 2：仰卧位，操作者一手按于胸剑联合、一手按于脐中，将其连线分为四等分，每一等分是 2 寸；再将喙突内侧缘与正中线之间 6 寸三等分，取内 1/3 与外 2/3 交点处作垂线，脐中上 1 等份，前正中线旁开 2 寸处取太乙。

滑肉门

定位：在上腹部，脐中上 1 寸，前正中线旁开 2 寸。

取穴方法（图 6-5）

方法 1：仰卧位，操作者一手按于胸剑联合、一手按于脐中，将其连线八等分，每一等份是 1 寸，从乳头至胸骨中线的连线中点向下做垂线，脐中上 1 等份，前正中线旁开 2 寸处取滑肉门。

方法 2：仰卧位，操作者一手按于胸剑联合、一手按于脐中，将其连线八等分，每一等份是 1 寸；再将喙突内侧缘与正中线之间 6 寸三等分，取内 1/3 与外 2/3 交点处做垂线，脐中上 1 等份，前正中线旁开 2 寸处取滑肉门。

天枢

定位：在腹部，横平脐中，前正中线旁开2寸。

取穴方法（图6-6）

方法1：仰卧位，从乳头至胸正中线的连线中点向下做一条垂线，平脐中做一条水平线，两条线交点处取天枢。

方法2：仰卧位，将喙突内侧缘与正中线之间6寸三等分，取内1/3与外2/3交点处做垂线，与脐中水平线交点处取天枢。

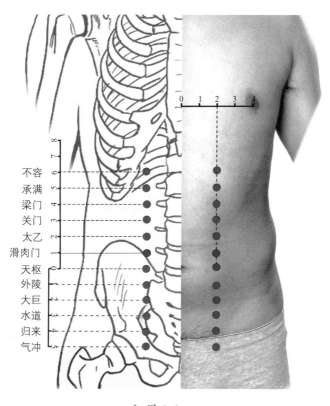

不容
承满
梁门
关门
太乙
滑肉门
天枢
外陵
大巨
水道
归来
气冲

◆ 图6-6

外陵

定位：在下腹部，脐中下 1 寸，前正中线旁开 2 寸。

取穴方法（图 6-6）

方法 1：仰卧位，操作者一手无名指按于脐中，另一手无名指按于耻骨联合上缘水平，两手的食指、中指、无名指自然等距将其连线分为五等份，每一等份是 1 寸；再将喙突内侧缘与正中线之间 6 寸三等分，取内 1/3 与外 2/3 交点处做垂线，脐中下 1 等份，前正中线旁开 2 寸处取外陵。

方法 2：仰卧位，操作者一手无名指按于脐中，另一手无名指按于耻骨联合上缘水平，两手的食指、中指、无名指自然等距将其连线分为五等份，每一等份是 1 寸；再取从乳头至胸骨中线的连线中点向下做垂线，脐中下 1 等份，前正中线旁开 2 寸处取外陵。

大巨

定位：在下腹部，脐中下 2 寸，前正中线旁开 2 寸。

取穴方法（图 6-6）

方法 1：仰卧位，操作者一手无名指按于脐中，另一手无名指按于耻骨联合上缘水平，两手的食指、中指、无名指自然等距将其连线分为五等份，每一等份是 1 寸；再将喙突内侧缘与正中线之间 6 寸三等分，取内 1/3 与外 2/3 交点处做垂线，脐中下 2 等份，前正中线旁开 2 寸处取大巨。

方法 2：仰卧位，操作者一手无名指按于脐中，另一手无名指按于耻骨联合上缘水平，两手的食指、中指、无名指自然等距将其连线分为五等份，每一等份是 1 寸；再取从乳头至胸骨中线的连线中点向下做垂线，脐中下 2 等份，前正中线旁开 2 寸处取大巨。

水道

定位：在下腹部，脐中下 3 寸，前正中线旁开 2 寸。

取穴方法（图 6-6）

方法 1：仰卧位，操作者一手无名指按于脐中，另一手无名指按于耻骨联合上缘水平，两手的食指、中指、无名指自然等距将其连线分为五等份，每一等份是 1 寸；再将喙突内侧缘与正中线之间 6 寸三等分，取内 1/3 与外 2/3 交点处做垂线，脐中下 3 等份，前正中线旁开 2 寸处取水道。

方法 2：仰卧位，操作者一手无名指按于脐中，另一手无名指按于耻骨联合上缘水平，两手的食指、中指、无名指自然等距将其连线分为五等份，每一等份是 1 寸；再取从乳头至胸骨中线的连线中点向下做垂线，脐中下 3 等份，前正中线旁开 2 寸处取水道。

归来

定位：在下腹部，脐中下 4 寸，前正中线旁开 2 寸。

取穴方法（图 6-6）

方法 1：仰卧位，操作者一手无名指按于脐中，另一手无名指按于耻骨联合上缘水平，两手的食指、中指、无名指自然等距将其连线分为五等份，每一等份是 1 寸；再将喙突内侧缘与正中线之间 6 寸三等分，取内 1/3 与外 2/3 交点处做垂线，脐中下 4 等份，前正中线旁开 2 寸处取归来。

方法 2：仰卧位，操作者一手无名指按于脐中，另一手无名指按于耻骨联合上缘水平，两手的食指、中指、无名指自然等距将其连线分为五等份，每一等份是 1 寸；再取从乳头至胸骨中线的连线中点向下做垂线，脐中下 3 等份，前正中线旁开

4 寸处取归来。

方法 3：仰卧位，操作者一手无名指按于天枢穴，另一手无名指按于耻骨联合上缘后再向外移至天枢垂线水平，两手的食指、中指、无名指自然等距将其连线分为五等份，每一等份是 1 寸，天枢下 4 寸取归来。

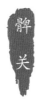

定位：在腹股沟区，耻骨联合上缘，前正中线旁开 2 寸，动脉搏动处。

取穴方法（图 6-6）

方法 1：仰卧位，将喙突内侧缘与正中线之间 6 寸三等分，取内 1/3 与外 2/3 交点处作垂线，平耻骨联合上缘交点处为气冲。

方法 2：仰卧位，从乳头至胸骨中线的连线中点向下作垂线，平耻骨联合上缘交点处为气冲。

方法 3：仰卧位，操作者一手无名指按于天枢穴，另一手无名指按于耻骨联合上缘后再向外移至天枢垂线水平，两手的食指、中指、无名指自然等距将其连线分为五等份，每一等份是 1 寸，天枢下 5 寸取气冲。

定位：在股前区，股直肌近端、缝匠肌与阔筋膜张肌 3 条肌肉之间凹陷中。

取穴方法（图 6-7）

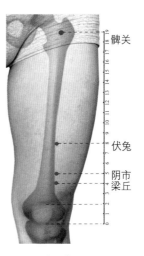

髀关
伏兔
阴市
梁丘

◆ 图 6-7

方法 1：仰卧位，髂前上棘、髌底外侧端连线与耻骨联合下缘水平线的交点处取髀关。

方法 2：仰卧位，大腿稍外展外旋，绷紧肌肉，在股直肌近端显现出 2 条相交叉的肌肉（斜向内侧为缝匠肌，外侧为阔筋膜张肌），3 条肌肉间围成一个三角形凹陷，其三角形顶角下凹陷中取髀关。

伏兔

定位：在股前区，髌底上 6 寸，髂前上棘与髌底外侧端的连线上。

取穴方法（图 6-7）

方法 1：仰卧位，将耻骨联合上缘与髌底水平连线三等分，每一等分为 6 寸，髌底上 6 寸水平线与髂前上棘至髌底外侧端的连线交点处取伏兔。

方法 2：仰卧位，将股骨大转子最凸点与髌底连线 19 寸结合拇指同身寸减掉 1 寸后进行三等分，每一等份为 6 寸，髌底上 6 寸水平线与髂前上棘至髌底外侧端的连线交点处取伏兔。

阴市

定位：在股前区，髌底上 3 寸，股直肌肌腱外侧缘。

取穴方法（图 6-7）

方法 1：仰卧位，伏兔与髌底外侧端连线中点取阴市。

方法 2：仰卧位，将耻骨联合上缘与髌底水平连线三等分，在下 1/3 的中点取阴市。

方法 3：仰卧位，将股骨大转子最凸点与髌底连线 19 寸结合拇指同身寸减掉 1 寸后进行六等分，每一等份为 3 寸，髌底上 3 寸水平线与髂前上棘至髌底外侧端的连线交点处取阴市。

梁丘

定位：在股前区，髌底上 2 寸，股外侧肌与股直肌肌腱之间。

取穴方法（图 6-7）

方法 1：仰卧位，将耻骨联合上缘与髌底水平连线三等分，再将下 1/3 分成三等份，每一等份为 2 寸，髌底上 2 寸取梁丘。

方法 2：仰卧位，令大腿肌肉绷紧，显现股直肌肌腱与股外侧肌，于两肌之间，阴市直下 1 寸处取梁丘。

方法 3：仰卧位，将股骨大转子最凸点与髌底连线 19 寸结合拇指同身寸减掉 1 寸后进行六等分，取远端 3 寸中髌底上 2 寸水平线与髂前上棘至髌底外侧端的连线交点处取梁丘。

犊鼻

定位：在膝前区，膝韧带外侧凹陷中。

取穴方法（图 6-8）

方法 1：屈膝，在髌骨与髌韧带形成的外侧凹陷中取犊鼻。

方法 2：屈膝 45°，髌骨外下方的凹陷中取犊鼻。

足三里

定位：在小腿外侧，犊鼻下 3 寸，犊鼻与解溪连线上。

取穴方法（图 6-8）

方法 1：屈膝，将犊鼻与解溪连线四等分，取近心端 1/4 为 4 寸，于犊鼻下取 3 寸处即为足三里。

方法 2：正坐屈膝，用一夫法取犊鼻穴下 3 寸，距胫骨前嵴一横指处（中指）取足三里。

方法3：正坐屈膝，手按在膝盖，掌指关节与髌尖相平，食指按于膝下胫骨前嵴，当中指尖处取足三里。

上巨虚

定位：在小腿外侧，犊鼻下6寸，犊鼻与解溪连线上。

取穴方法（图6-8）

方法1：屈膝，将犊鼻与解溪连线二等分，再将上1/2四等分，取上3/4与下1/4交点即为犊鼻下6寸处取上巨虚。

方法2：正坐屈膝，用一夫法于犊鼻穴下两夫处即为犊鼻下6寸，距胫骨前嵴一横指处（中指）取上巨虚。

条口

定位：在小腿外侧，犊鼻下8寸，犊鼻与解溪连线上。

取穴方法：屈膝，犊鼻与解溪连线之中点处取条口（量取腘横纹至外踝高点之间的距离取中点）（图6-8）。

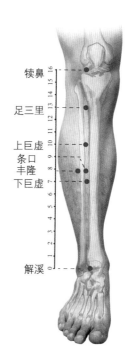

◆ 图6-8

定位：在小腿外侧，犊鼻下9寸，犊鼻与解溪连线上。

取穴方法（图6-8）

方法1：屈膝，条口下1寸取下巨虚。

方法2：屈膝，确定犊鼻与解溪连线，将腘横纹至外踝高点之间二等分，于上1/2下1寸处取下巨虚。

方法3：正坐屈膝，用一夫法于犊鼻穴下三夫即为犊鼻下9寸，距胫骨前嵴一横指处（中指）取下巨虚。

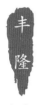

定位：在小腿外侧，外踝尖上8寸，胫骨前肌的外缘。

取穴方法（图6-8）

方法1：屈膝，条口外一横指（中指）处取丰隆。

方法2：屈膝，腘横纹至外踝高点之间中点，胫骨前嵴旁开二横指（中指）取丰隆。

定位：在踝区，踝关节前面中央凹陷中，踇长伸肌腱与趾长伸肌腱之间。

取穴方法（图6-9）

方法1：仰卧位，在足背与小腿交界处的踝关节横纹中央凹陷处，两筋之间取解溪。

方法2：足趾上翘，显现足背部两肌腱，穴在两腱之间，相当于内外踝尖连线的中点处取解溪。

定位：在足背，第 2 跖骨基底部与中间楔状骨关节处，可触及足背动脉。

取穴方法：仰卧位，踇长伸肌腱与趾长伸肌腱之间，足背的最高处，足背动脉搏动处取冲阳（图 6-9）。

定位：在足背，第 2、第 3 跖骨间，第 2 跖趾关节近端凹陷中。

取穴方法：仰卧位，第 2、3 跖骨结合部前方凹陷处取陷谷（图 6-9）。

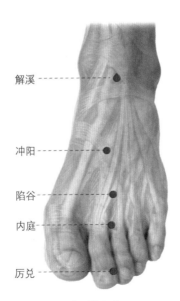

解溪

冲阳

陷谷

内庭

厉兑

◆ 图 6-9

定位：在足背，第 2、3 趾间，趾蹼缘后方赤白肉际处。

取穴方法：仰卧位，第 2、3 趾间，趾蹼缘后方赤白肉际处取内庭（图 6-9）。

定位：在足趾，第 2 趾末节外侧，趾甲根角侧后方 0.1 寸（指寸）。

取穴方法（图 6-9）

方法 1：仰卧位，足第 2 趾外侧指甲角侧上方（沿角平分线方向）0.1 寸处取厉兑。

方法 2：仰卧位，沿足第 2 趾爪甲外侧缘做一直线，于爪甲基底缘做一水平线，两线相交处取厉兑。

五、针刺安全操作提示及正确操作要点

1. 承泣

不宜提插捻转，以防刺破血管引起血肿。

正确操作方法：嘱患者闭目，医者押手轻轻固定眼球，刺手持针，于眶下缘和眼球之间缓慢直刺 0.5 ～ 1 寸。

2. 大迎

应避开动脉针刺，以免伤及动脉。

正确操作方法：针刺时一手拇指指端向下按压面动脉，另一手持针沿拇指指甲面进针，直刺 0.3 ～ 0.5 寸，或斜向地仓方向刺入。

3. 人迎

应避开动脉针刺，以免伤及动脉。

正确操作方法：针刺时一手拇指指端向外侧按压颈总动

脉，另一手持针沿拇指指甲面进针，直刺 0.3 ～ 0.8 寸。

4. 缺盆

不可深刺，以免误入胸腔，伤及肺脏，造成气胸。

正确操作方法：直刺或向后背横刺 0.3 ～ 0.5 寸。

5. 气户、库房、屋翳、膺窗、乳中、乳根

不可深刺，以免误入胸腔，伤及肺脏，造成气胸。

正确操作方法：斜刺或平刺 0.5 ～ 0.8 寸。

6. 冲阳

应避开动脉针刺，以免伤及动脉。

正确操作方法：针刺时一手拇指指端向外侧按压足背动脉，另一手持针沿拇指指甲面进针。

第七章

足太阴脾经腧穴取穴技巧

一、经脉循行概要

足太阴脾经经脉由 1 条主脉和 1 条支脉构成。

主脉：起于足大趾内侧端→内侧赤白肉际→内踝前缘→小腿内侧正中线→大腿内侧前缘→腹→脾→胃→膈肌→食管→舌→接手少阴心经。

支脉：胃别出→上行通过膈肌→注心中。

体表循行线：起于足大趾内侧端→ 经第 1 跖骨基底后、内踝前缘→ 行于小腿内侧正中线→ 经膝股部内侧前缘 → 行于胸腹部第 3 侧线→ 止于腋下。

联系的脏腑及组织器官：脾、胃；膈肌、食管、舌。

二、腧穴概要

1. 腧穴数目

足太阴脾经分布有 21 个腧穴。起穴为隐白，末穴为大包。

2. 腧穴名称

足太阴脾经腧穴名称见表 7-1。

表 7-1　足太阴脾经腧穴

代码	穴名	拼音	特定穴类属
SP1	隐白	Yǐnbái	井穴
SP2	大都	Dàdū	荥穴
SP3	太白	Tàibái	输穴，原穴
SP4	公孙	Gōngsūn	络穴，八脉交会穴
SP5	商丘	Shāngqiū	经穴
SP6	三阴交	Sānyīnjiāo	
SP7	漏谷	Lòugǔ	
SP8	地机	Dìjī	郄穴
SP9	阴陵泉	Yīnlíngquán	合穴
SP10	血海	Xuèhǎi	
SP11	箕门	Jīmén	
SP12	冲门	Chōngmén	
SP13	府舍	Fǔshè	
SP14	腹结	Fùjié	
SP15	大横	Dàhéng	
SP16	腹哀	Fù'āi	
SP17	食窦	Shídòu	
SP18	天溪	Tiānxī	
SP19	胸乡	Xiōngxiāng	
SP20	周荣	Zhōuróng	
SP21	大包	Dàbāo	脾之大络

三、常用体表解剖标志和骨度分寸

1. 体表解剖标志

胸腹部：脐中、第 5 肋间隙等。

大腿部：腹股沟、髌底、股四头肌、股四头肌腱、髂外动脉等。

小腿部：腓骨头、胫骨内侧髁、胫骨内侧缘、内踝等。

足部：第 1 跖趾关节、赤白肉际、指甲角等。

【注释】

（1）内踝：胫骨下段向内突起的粗隆。

（2）股四头肌和股四头肌腱：在大腿前面，由股直肌、股中间肌、股内侧肌、股外侧肌组成，四块肌肉向下形成一个肌腱包绕髌骨的前面和两侧。

（3）胫骨内侧髁：胫骨上段内侧膨大。

（4）第 1 跖趾关节：第 1 跖骨头与近节趾骨底所构成的关节。

2. 体表骨度分寸

胸腹部：胸剑结合中点至脐中为 8 寸。

胸腹部：两肩胛骨喙突内侧缘之间为 12 寸。

大腿：耻骨联合上缘至股骨内上髁上缘为 18 寸。

小腿：胫骨内侧髁下方至内踝尖为 13 寸；髌尖至内踝尖为 15 寸。

四、腧穴定位与取穴方法

定位：在足趾，大趾末节内侧，趾甲根角侧后方 0.1 寸（指寸）。

取穴方法（图 7-1）

方法 1：仰卧位，足大趾内侧指甲角侧上方（沿角平分线方向）0.1 寸处取隐白。

方法 2：仰卧位，沿足大趾爪甲内侧缘做一直线，于爪甲基底缘做一水平线，两线相交处取隐白。

大都

定位：在足趾，第1跖趾关节远端赤白肉际凹陷处。

取穴方法（图7-1）

方法1：仰卧位，触摸到第1跖趾关节，在其远心端赤白肉际处取大都。

方法2：仰卧位，在足内侧，第1跖趾关节前下方凹陷赤白肉际处取大都。

太白

定位：在跖区，第1跖趾关节近端赤白肉际凹陷中。

取穴方法（图7-1）

方法1：仰卧位，触摸到第1跖趾关节，在其近心端赤白肉际处取太白。

方法2：仰卧位，在足内侧，第1跖骨小头后缘，赤白肉际处取太白。

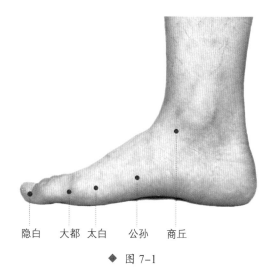

隐白 　 大都 　 太白 　 公孙 　 商丘

◆ 图7-1

公孙

定位：在跖区，第 1 跖骨底的前下缘赤白肉际处。

取穴方法（图 7-1）

方法 1：仰卧位，第 1 跖骨底的前下缘赤白肉际处取公孙。

方法 2：仰卧位，沿第 1 跖趾关节内侧向后推至跖骨基底部，足弓前端下缘凹陷处取公孙。

商丘

定位：在踝区，内踝前下方，舟骨粗隆与内踝尖连线中点凹陷中。

取穴方法（图 7-1）

方法 1：仰卧位，内踝前下缘凹陷，在舟骨粗隆与内踝尖连线的中点处取商丘。

方法 2：仰卧位，在内踝前缘做一直线与内踝下缘做一横线的交点处取商丘。

三阴交

定位：在小腿内侧，内踝尖上 3 寸，胫骨内侧缘后际。

取穴方法（图 7-2）

方法 1：仰卧位，将内踝尖至髌尖水平连线 15 寸平分为五等份，取内踝尖上 3 寸，当胫骨内侧缘后方取三阴交。

方法 2：仰卧位，内踝尖至阴陵泉连线 13 寸，用指寸法减去阴陵泉下的 1 寸，将其余部分分成四等份，取内踝尖上 3 寸，在胫骨内侧缘后方取三阴交。

方法 3：仰卧位，结合一夫法，小指下边缘紧靠内踝尖上，食指上缘处即为内踝尖上 3 寸，胫骨后方取三阴交。

漏谷

定位：在小腿内侧，内踝尖上 6 寸，胫骨内侧缘后际。

取穴方法（图 7-2）

方法 1：仰卧位，将内踝尖至髌尖水平连线 15 寸等分为五等份，取下 2/5 与上 3/5 交点处即为内踝尖上 6 寸，在胫骨内侧缘后方取漏谷。

方法 2：仰卧位，内踝尖至阴陵泉连线为 13 寸，用指寸法减去阴陵泉下的 1 寸，剩余的 12 寸取其中点，即内踝尖上 6 寸，在胫骨内侧缘后方取漏谷。

方法 3：仰卧位，从内踝最高点量取 2 夫，胫骨后缘取漏谷。

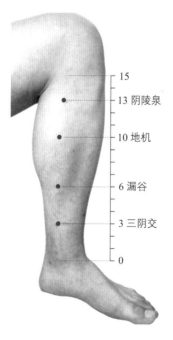

◆ 图 7-2

地机

定位：在小腿内侧，阴陵泉下 3 寸，胫骨内侧缘后际。

取穴方法（图 7-2）

方法 1：仰卧位，阴陵泉至内踝尖 13 寸，用指寸法在内踝尖减去 1 寸，将剩余 12 寸四等分，在上 1/4 与下 3/4 交点处，于胫骨后缘取地机。

方法 2：仰卧位，将内踝尖至髌尖水平连线三等分，每等份为 5 寸，在下 2/3 与上 1/3 处取内踝尖上 10 寸，于胫骨后缘处取地机。

方法 3：仰卧位，先找到阴陵泉，用一夫法量取阴陵泉下 3 寸，胫骨后缘处取地机。

阴陵泉

定位：在小腿内侧，胫骨内侧髁下缘与胫骨内侧缘之间的凹陷中。

取穴方法（图 7-2）

方法 1：仰卧位，在小腿内侧，胫骨内侧髁下缘凹陷处取阴陵泉。

方法 2：仰卧位，用拇指沿小腿内侧骨内缘（胫骨内缘）由下往上推，至拇指抵膝关节下时，胫骨向内上弯曲处可触及凹陷中取阴陵泉。

血海

定位：在股前区，髌底内侧端上 2 寸，股内侧肌隆起处。

取穴方法（图 7-3）

方法 1：仰卧位，髌底至耻骨联合上缘等分成 3 份，再将下 1/3 等分为 3 份可取 2 寸，于髌底内上缘上 2 寸，股内侧肌突起高点处取血海。

　　方法 2：坐位，屈膝，操作者左手掌心按在患者右膝上缘，二到五指向上伸直，拇指约呈 45°斜置，拇指指尖所指处取血海。

　　方法 3：在髌底内侧端上用一夫法取 3 寸，再下 2/3 与上 1/3 交点处即为髌底上 2 寸，股内侧肌突起高点处取血海。

箕门

　　定位：在股前区，髌底内侧端与冲门的连线上 1/3 与下 2/3 交点，长收肌和缝匠肌交角的动脉搏动处。

　　取穴方法：仰卧位，先取冲门穴，于髌底内侧端与冲门连线上 1/3 与下 2/3 交点，长收肌与缝匠肌交角的动脉搏动处取箕门（图 7-3）。

冲门

　　定位：在腹股沟区，腹股沟斜纹中，髂外动脉搏动处的外侧。

　　取穴方法（图 7-3）

　　方法 1：仰卧位，横平耻骨联合上缘，当髂外动脉搏动处的外侧。

　　方法 2：仰卧位，横平耻骨联合上缘中点，中点旁开 3.5 寸处取冲门。

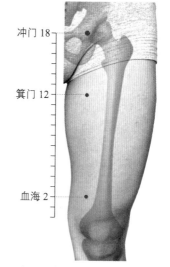

冲门 18

箕门 12

血海 2

◆ 图 7-3

府舍

定位：在下腹部，脐中下 4.3 寸，前正中线旁开 4 寸。

取穴方法（图 7–4）

方法 1：仰卧位，操作者一手无名指按于脐中，另一手无名指按于耻骨联合上缘水平，两手的食指、中指、无名指自然等距将其连线分为五等份，每一等份是 1 寸；再将喙突内侧缘与正中线之间 6 寸三等分，取内 2/3 与外 1/3 交点处做垂线，脐中下 4 寸再略向下 0.3 寸，前正中线旁开 4 寸处取府舍。

方法 2：仰卧位，操作者一手无名指按于脐中，另一手无名指按于耻骨联合上缘水平，两手的食指、中指、无名指自然等距将其连线分为五等份，每一等份是 1 寸；再取从乳头向下做垂线，脐中下 4 寸再略向下 0.3 寸，前正中线旁开 4 寸处取府舍。

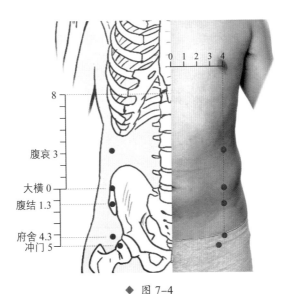

◆ 图 7–4

定位：在下腹部，脐中下1.3寸，前正中线旁开4寸。

取穴方法（图7-4）

方法1：仰卧位，操作者一手无名指按于脐中，另一手无名指按于耻骨联合上缘水平，两手的食指、中指、无名指自然等距将其连线分为五等份，每一等份是1寸；再将喙突内侧缘与正中线之间6寸三等分，取内2/3与外1/3交点处做垂线，脐中下1寸再略向下0.3寸，前正中线旁开4寸处取腹结。

方法2：仰卧位，操作者一手无名指按于脐中，另一手无名指按于耻骨联合上缘水平，两手的食指、中指、无名指自然等距将其连线分为五等份，每一等份是1寸；再取从乳头向下做垂线，脐中下1寸再略向下0.3寸，前正中线旁开4寸处取腹结。

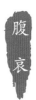

定位：在腹中部，脐中旁开4寸。

取穴方法（图7-4）

方法1：仰卧位，将喙突内侧缘与正中线之间6寸三等分，取内2/3与外1/3交点处做垂线，与脐中水平线交点处取大横。

方法2：仰卧位，男性过乳头、女性过锁骨中线与前正中线平行的垂线，过脐中做一水平线，两线交点处取大横。

定位：在上腹部，脐中上3寸，前正中线旁开4寸。

取穴方法（图7-4）

方法1：仰卧位，操作者一手按于胸剑联合、一手按于脐中，将其连线分为八等份，每一等份是 1 寸；男性过乳头、女性过锁骨中线向下做垂线，脐中上三等分，前正中线旁开 4 寸处取腹哀。

方法 2：仰卧位，操作者一手按于胸剑联合、一手按于脐中，将其连线分为八等份，每一等份是 1 寸；再将喙突内侧缘与正中线之间 6 寸三等分，取内 2/3 与外 1/3 交点处做垂线，脐中上三等分，前正中线旁开 4 寸处取腹哀。

食窦

定位：在胸部，第 5 肋间隙，前正中线旁开 6 寸。

取穴方法（图 7-5）

方法 1：仰卧位或正坐位，先根据胸骨角确定第 2 肋，其下方凹陷为第 2 肋间隙处，再向下循推至第 5 肋间隙处；再将喙突内侧缘向下做垂线，即正中线旁开 6 寸处取食窦。

方法 2：仰卧位，通过乳头平对第 4 肋间隙，往下推至第 5 肋间隙，再将喙突内侧缘向下做垂线即为正中线旁开 6 寸处取食窦。

天溪

定位：在胸部，第 4 肋间隙，前正中线旁开 6 寸。

取穴方法（图 7-5）

方法 1：仰卧位或正坐位，先根据胸骨角确定第 2 肋，其下方凹陷为第 2 肋间隙处，再向下循推至第 4 肋间隙处；再将喙突内侧缘向下做垂线，即正中线旁开 6 寸处取天溪。

方法 2：仰卧位，通过乳头平对第 4 肋间隙，再将喙突内侧缘向下作垂线即为正中线旁开 6 寸处取天溪。

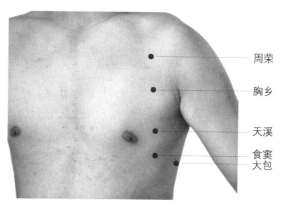

周荣

胸乡

天溪

食窦
大包

◆ 图 7-5

胸乡

定位：在胸部，第 3 肋间隙，前正中线旁开 6 寸。

取穴方法（图 7-5）

方法 1：仰卧位，先找到胸骨角，胸骨角平对第 2 肋，往下推至第 3 肋间隙，再将喙突内侧缘向下做垂线，即正中线旁开 6 寸处取胸乡。

方法 2：仰卧位，通过乳头平对第 4 肋间隙，往上推至第 3 肋间隙，再将喙突内侧缘向下做垂线，即正中线旁开 6 寸处取胸乡。

周荣

定位：在胸部，第 2 肋间隙，前正中线旁开 6 寸。

取穴方法（图 7-5）

方法 1：仰卧位，先找到胸骨角，胸骨角平对第 2 肋，再将喙突内侧缘向下做垂线，即正中线旁开 6 寸处取周荣。

方法 2：仰卧位，通过乳头平对第 4 肋间隙，往上推至第 2 肋间隙，再将喙突内侧缘向下做垂线，即正中线旁开 6 寸处取周荣。

定位：在胸外侧区，第 6 肋间隙，在腋中线上。

取穴方法（图 7-5）

方法 1：仰卧位，胸骨角平对第 2 肋，向下推至第 6 肋间隙，与腋中线交点取大包。

方法 2：仰卧位，乳头平对第 4 肋间隙，往下推至第 6 肋间隙，与腋中线交点取大包。

五、针刺安全操作提示及正确操作要点

食窦、天溪、胸乡、周荣、大包

不可向内深刺，以免误入胸腔，伤及肺脏，造成气胸。

正确操作方法：针刺时应向外沿肋间隙斜刺或平刺 0.5 ～ 0.8 寸。

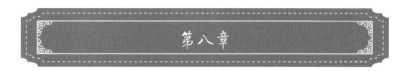

手少阴心经腧穴取穴技巧

一、经脉循行概要

手少阴心经经脉由 1 条主脉和 2 条支脉构成。

主脉：起于心中→心系→膈→小肠。

支脉 1：从心系→咽→目系。

支脉 2：从心系→肺→腋下→上肢内侧后缘→小指末端→接手太阳小肠经。

体表循行线：起于腋窝部（极泉）→行于上肢内侧后缘→止于小指桡侧末端。

联系的脏腑及组织器官：心、小肠、肺；心系、食管、目系。

二、腧穴概要

1.腧穴数目

手少阴心经分布有 9 个腧穴。起穴为极泉，末穴为少冲。

2.腧穴名称

手少阴心经腧穴名称见表 8-1。

表 8-1 手少阴心经腧穴

代码	穴名	拼音	特定穴类属
HT1	极泉	Jíquán	
HT2	青灵	Qīnglíng	
HT3	少海	Shàohǎi	合穴
HT4	灵道	Língdào	经穴
HT5	通里	Tōnglǐ	络穴
HT6	阴郄	Yīnxì	郄穴
HT7	神门	Shénmén	输穴；原穴
HT8	少府	Shàofǔ	荥穴
HT9	少冲	Shàochōng	井穴

三、常用体表解剖标志和骨度分寸

1. 体表解剖标志

上臂部：腋动脉、腋前皱襞、肱二头肌、肱骨内上髁等。

前臂部：尺侧腕屈肌腱、腕掌侧横纹等。

手部：第4、5掌骨，指甲角等。

【注释】

（1）肱骨内上髁：肱骨下端的两侧各有一结节样隆起，分别叫作内上髁和外上髁。

（2）尺侧腕屈肌腱：起自肱骨内上髁，止于豌豆骨。

（3）腕掌侧横纹：屈腕时，在腕掌侧出现2～3条横行的皮肤皱纹，分别称近侧横纹、中间横纹（不恒定）和远侧横纹。

2. 体表骨度分寸

上臂：腋前、后纹头至肘横纹（平肘尖）为9寸。

前臂：肘横纹至腕掌侧（背侧）横纹为12寸。

四、腧穴定位与取穴方法

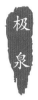

定位：在腋区，腋窝中央，腋动脉搏动处。

取穴方法：仰卧位或正坐位，上臂外展上抬，露出腋部，于腋窝正中腋动脉搏动处取极泉（图8-1）。

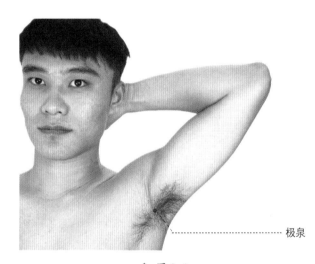

---------------------------- 极泉

◆ 图 8-1

定位：在臂前区，肘横纹上 3 寸，肱二头肌的内侧沟中。

取穴方法（图 8-2）

方法 1：仰掌屈肘约 90°，于腋前纹头与肘横纹连线上 2/3 与下 1/3 的交点处取 3 寸，在极泉与少海连线上，肱二头肌内侧沟中取青灵。

方法 2：仰掌屈肘约 90°，结合一夫法，于肘横纹上 3 寸，肱二头肌的内侧沟取青灵。

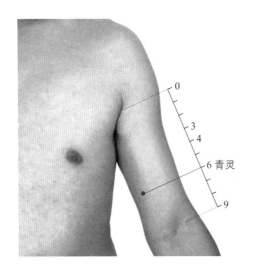

◆ 图 8-2

少海

定位：在肘前区，横平肘横纹，肱骨内上髁前缘。

取穴方法（图 8-3）

方法 1：仰掌屈肘约 90°，于肘横纹内侧端与肱骨内上髁连线中点处取少海。

方法 2：屈肘至最大限度，于肘横纹内侧端凹陷处取少海。

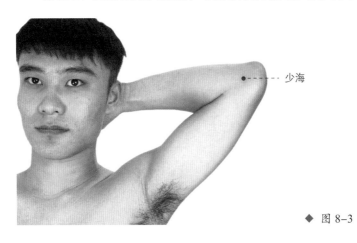

◆ 图 8-3

灵道

定位：在前臂前区，腕掌侧远端横纹上 1.5 寸，尺侧腕屈肌腱的桡侧缘。

取穴方法（图 8-4）

方法 1：伸臂仰掌，将肘横纹与腕横纹连线八等分，每等份是 1.5 寸，取腕掌侧远端横纹上 1 等份，于尺侧腕屈肌腱的桡侧缘交点处取灵道。

方法 2：伸臂仰掌，将肘横纹与腕横纹连线四等分，每等份是 3 寸，再将前 1 等份取中点处，于尺侧腕屈肌腱的桡侧缘交点处取灵道。

方法 3：伸臂仰掌，结合一夫法，取腕掌侧远端横纹上 1.5 寸，于尺侧腕屈肌腱的桡侧缘交点处取灵道。

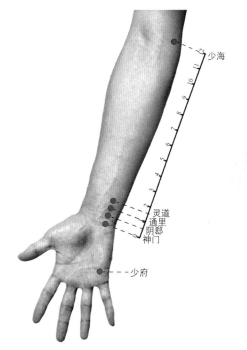

少海

灵道
通里
阴郄
神门

少府

◆ 图 8-4

通里

定位：在前臂前区，腕掌侧远端横纹上1寸，尺侧腕屈肌腱的桡侧缘。

取穴方法（图8-4）

方法1：伸臂仰掌，将肘横纹与腕横纹连线十二等分，取腕掌侧远端横纹上1寸，于尺侧腕屈肌腱的桡侧缘交点处取通里。

方法2：伸臂仰掌，在腕横纹上方用拇指同身寸或中指同身寸取1寸，于尺侧腕屈肌腱的桡侧缘交点处取通里。

阴郄

定位：在前臂前区，腕掌侧远端横纹上0.5寸，尺侧腕屈肌腱的桡侧缘。

取穴方法（图8-4）

方法1：伸臂仰掌，将肘横纹与腕横纹连线十二等分，取腕掌侧远端横纹上0.5寸，于尺侧腕屈肌腱的桡侧缘交点处取阴郄。

方法2：伸臂仰掌，在腕横纹上方用拇指同身寸或中指同身寸取1寸折半，与尺侧腕屈肌腱的桡侧缘交点处取阴郄。

神门

定位：在腕前区，腕掌侧远端横纹尺侧端，尺侧腕屈肌腱的桡侧缘。

取穴方法（图8-4）

方法1：伸臂仰掌，于腕掌侧远端横纹尺侧端，尺侧腕屈肌腱的桡侧缘取神门。

方法2：握拳屈腕，在尺侧腕屈肌腱的桡侧缘，腕横纹上，豌豆骨后缘取神门。

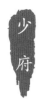

定位：在手掌，横平第5掌指关节近端，第4、5掌骨之间。

取穴方法：握拳，于小指指尖下第4、5掌骨之间取少府（图8-4）。

定位：在手指，小指末节桡侧，指甲根角侧上方0.1寸（指寸）。

取穴方法（图8-5）

方法1：俯掌伸小指，于小指桡侧指甲角侧上方（沿角平分线方向）0.1寸处取少冲。

方法2：俯掌，沿小指末节桡侧缘做一直线，于爪甲基底缘做一水平线，两线相交处取少冲。

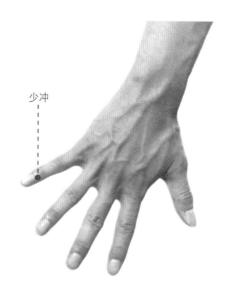

少冲

◆ 图8-5

五、针刺安全操作提示及正确操作要点

1. 极泉

穴下有腋动脉,深层有桡神经、尺神经、正中神经等。

正确操作方法:上臂外展,避开腋动脉,直刺 0.5～0.8寸。若出现明显的触电感即退出浅部或出针。

2. 神门

桡侧尺神经位置较浅,稍向桡侧即可刺中,产生向手尺侧及指端放射触电感,此时应停止运针并向外退针。若造成尺神经损伤,日久可出现小鱼际萎缩,小指和无名指功能障碍。

正确操作方法:直刺 0.3～0.5寸。

第九章

手太阳小肠经腧穴取穴技巧

一、经脉循行概要

手太阳小肠经经脉由 1 条主脉和 2 条支脉构成。

主脉：起于手小指之端→手外侧→腕→上肢外侧后缘→肩部→绕肩胛骨→项背→缺盆→络心→咽（食管）→膈→胃→属小肠。

支脉 1：从缺盆别出→颈→面颊→目外眦→入耳中。

支脉 2：从面颊别出→鼻→目内眦→接足太阳膀胱经。

体表循行线：起于手小指尺侧端（少泽）→行于上肢外侧后缘→肩后部→绕肩胛→颈→面颊→止于耳前（听宫）。

联系的脏腑及组织器官：小肠、心、胃；食管、膈、鼻、耳。

二、腧穴概要

1. 腧穴数目

手太阳小肠经分布有 19 个腧穴。起穴为少泽，末穴为听宫。

2. 腧穴名称

手太阳小肠经的腧穴名称见表 9-1。

表 9-1　手太阳小肠经腧穴

代码	穴名	拼音	特定穴类属
SI1	少泽	Shàozé	井穴
SI2	前谷	Qiángǔ	荥穴
SI3	后溪	Hòuxī	输穴；八脉交会穴
SI4	腕骨	Wàngǔ	原穴
SI5	阳谷	Yánggǔ	经穴
SI6	养老	Yǎnglǎo	郄穴
SI7	支正	Zhīzhèng	络穴
SI8	小海	Xiǎohǎi	合穴
SI9	肩贞	Jiānzhēn	
SI10	臑俞	Nàoshū	
SI11	天宗	Tiānzōng	
SI12	秉风	Bǐngfēng	
SI13	曲垣	Qūyuán	
SI14	肩外俞	Jiānwàishū	
SI15	肩中俞	Jiānzhōngshū	
SI16	天窗	Tiānchuāng	
SI17	天容	Tiānróng	
SI18	颧髎	Quánliáo	
SI19	听宫	Tīnggōng	

三、常用体表解剖标志和骨度分寸

1.体表解剖标志

手部：指甲角、第 5 掌指关节、第 5 掌骨基底、钩骨等。

腕部：腕横纹、尺骨茎突、三角骨等。

前臂部：尺骨头、腕背横纹等。

肘部：尺骨鹰嘴、肱骨内上髁等。

肩胛部：腋后纹头、肩胛骨、肩胛冈、冈下窝、冈上窝等。

背部：第 7 颈椎棘突、第 1 胸椎棘突等。

颈部：胸锁乳突肌、喉结、下颌角等。

面部：颧骨、耳屏、下颌骨髁状突等。

【注释】

（1）钩骨：腕骨之一。在手腕尺侧，第 5 掌骨基底部后缘突起处。

（2）三角骨：腕骨之一。三角骨与舟骨、月骨共同形成桡腕关节的关节头。

（3）尺骨：前臂内侧部，分为一体两端，上端较粗大，尺骨体呈三棱柱形，尺骨下端为尺骨头，尺骨头后内侧有向下的突起为尺骨茎突。

（4）尺骨鹰嘴：尺骨近肘部后方位于皮下的突起。

（5）肩胛骨（肩胛冈、冈下窝、冈上窝）：肩胛骨是一个三角形的扁骨，在背部外上方，介于第 2～7 肋骨之间，其中在内侧缘的上端为肩胛骨上角。肩胛骨的前面为大而浅的肩胛下窝。背面有一从内侧向外上方斜行并逐渐隆起的骨嵴，为肩胛冈，将背面分为上小下大的两个窝，分别为冈上窝和冈下窝。

（6）第 7 颈椎棘突：低头，可见颈背交界处有一高凸的椎骨棘突，并能随颈部左右摆动而转动者。

（7）下颌骨髁状突：下颌体后端向上伸出的长方形骨板，其上缘有两个突起，后突称髁状突。

2. 体表骨度分寸

上臂：腋前、后纹头至肘横纹（平肘尖）为 9 寸。

前臂：肘横纹至腕掌侧（背侧）横纹为 12 寸。

背部：后正中线至肩胛骨内缘为 3 寸。

四、腧穴定位与取穴方法

少泽

定位：在手指，小指末节尺侧，指甲根角侧上方 0.1 寸。

取穴方法（图 9-1）

方法 1：伸掌，小指末节尺侧，指甲根角侧上方（沿角平分线方向）0.1 寸处取少泽。

方法 2：伸掌，沿小指末节尺侧缘做一直线，于爪甲基底缘做一水平线，两线相交处取少泽。

前谷

定位：在手指，第 5 掌指关节尺侧远端赤白肉际凹陷中。

取穴方法（图 9-1）

方法 1：仰掌自然握拳，在手尺侧，第 5 掌指关节尺侧远端赤白肉际凹陷中取前谷。

方法 2：仰掌自然握拳，在手尺侧，第 5 掌指关节前的掌指横纹头处凹陷中取前谷。

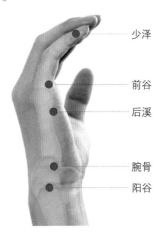

少泽
前谷
后溪
腕骨
阳谷

◆ 图 9-1

后溪

定位：在手内侧，第5掌指关节尺侧近端赤白肉际凹陷中。

取穴方法（图9-1）

方法1：仰掌自然握拳，在手尺侧，第5掌指关节后向外突起的掌横纹头处取后溪。

方法2：仰掌自然握拳，在手尺侧，第5掌指关节后的掌指横纹头处取后溪。

腕骨

定位：在腕区，第5掌骨底与三角骨之间的赤白肉际凹陷中。

取穴方法（图9-1）

方法1：立掌，在手掌尺侧，自后溪向上沿掌骨直推至凸起的三角骨，于两骨之间凹陷中，即第5掌骨基底后缘凹陷取腕骨。

方法2：立掌，手腕前方，三角骨前缘，赤白肉际处取腕骨。

阳谷

定位：在腕后区，尺骨茎突与三角骨之间的凹陷中。

取穴方法（图9-1）

方法1：立掌，在手掌尺侧，自腕骨向上，即三角骨与尺骨茎突之间的凹陷中取阳谷。

方法2：立掌，手腕尺侧，尺骨茎突前缘的凹陷处取阳谷。

定位：在前臂后区，腕背横纹上 1 寸，尺骨头桡侧凹陷中。

取穴方法（图 9-2）

方法 1：立掌，将腕背横纹与肘尖之间 12 寸十二等分，每等份为 1 寸，取腕背横纹上 1 寸，于尺骨头桡侧凹陷中取养老。

方法 2：掌心向胸，先找尺骨小头，在其近端的桡侧缘取养老。

方法 3：立掌，用拇指同身寸取腕背横纹上 1 寸，于尺骨头桡侧凹陷中取养老。

方法 4：掌心向下，用一手指按在尺骨头的最高点上，然后掌心转向胸部，在手指滑入的骨缝中取养老。

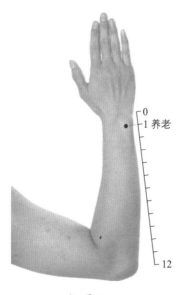

◆ 图 9-2

定位：在前臂后区，腕背侧远端横纹上 5 寸，尺骨尺侧与尺侧腕屈肌之间。

取穴方法：仰掌，肘部伸直，腕背横纹与肘尖连线中点向下 1 寸，于尺骨尺侧与尺侧腕屈肌之间取支正（图 9-3）。

定位：在肘后区，尺骨鹰嘴与肱骨内上髁之间凹陷中。

取穴方法（图 9-3）

方法 1：仰掌屈肘，在肘横纹尺侧，于尺骨鹰嘴与肱骨内上髁之间凹陷取小海。

方法 2：微屈肘，在肘横纹尺侧，尺神经沟中取小海。用手指弹敲此处时有触电麻感直达小指。

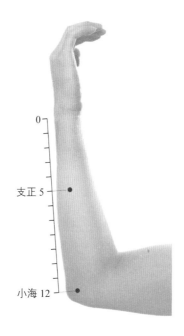

◆ 图 9-3

定位：在肩胛区，肩关节后下方，腋后纹头直上1寸。

取穴方法：正坐，自然垂臂，在肩关节后下方可见腋后纹头，结合拇指同身寸，于腋后纹头上1寸处，三角肌后缘取肩贞（图9-4）。

定位：在肩胛区，腋后纹头直上，肩胛冈下缘凹陷中。

取穴方法：正坐，自然垂臂，在肩关节后下方可见腋后纹头，腋后纹头直上，在肩胛冈下缘凹陷中取臑俞（图9-4）。

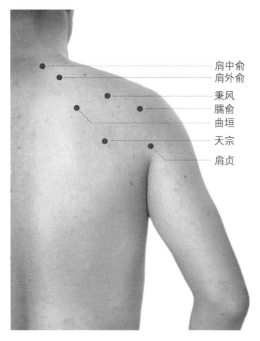

◆ 图9-4

定位：在肩胛区，肩胛冈中点与肩胛骨下角连线上 1/3 与下 2/3 交点凹陷中。

取穴方法（图 9-4）

方法 1：正坐，自然垂臂，在肩胛部取肩胛冈中点，与肩胛骨下角做连线，于肩胛冈中点与肩胛骨下角连线上 1/3 与下 2/3 交点凹陷中取天宗。

方法 2：正坐，自然垂臂，在肩胛冈冈下窝中央凹陷中，与第 4 胸椎相平处取天宗。

方法 3：肩胛冈中点下缘下 1 寸取天宗。

定位：在肩胛区，肩胛冈中点上方冈上窝中。

取穴方法（图 9-4）

方法 1：正坐，自然垂臂，在肩胛部，先定出肩胛冈，冈上窝中央，直对天宗穴，举臂凹陷处取秉风。

方法 2：肩胛冈中点上缘上 1 寸取秉风。

定位：在肩胛区，肩胛冈内侧端上缘凹陷中。

取穴方法（图 9-4）

方法 1：正坐，自然垂臂，在肩胛部，先定出肩胛冈，冈上窝内侧端，当臑俞与第 2 胸椎棘突连线的中点取曲垣。

方法 2：正坐，自然垂臂，肩胛冈内端上缘触摸到的凹陷中取曲垣。

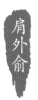

定位：在脊柱区，第 1 胸椎棘突下，后正中线旁开 3 寸。

取穴方法：俯伏位或俯卧位，低头，于肩胛骨内缘做一垂线；自第 7 颈椎棘突向下推摸至第 1 胸椎棘突下凹陷做一水平线，两线交点处取肩外俞（图 9-4）。

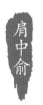

定位：在脊柱区，第 7 颈椎棘突下，后正中线旁开 2 寸。

取穴方法：俯伏位或俯卧位，低头，于后正中线与肩胛骨内侧缘连线的内 2/3 与外 1/3 交点处做一垂线；第 7 颈椎棘突向下凹陷做一水平线，两线交点处取肩中俞（图 9-4）。

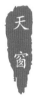

定位：在颈部，横平喉结，胸锁乳突肌后缘。

取穴方法：正坐，头微转向对侧，显示胸锁乳突肌，横平喉结，胸锁乳突肌后缘取天窗（图 9-5）。

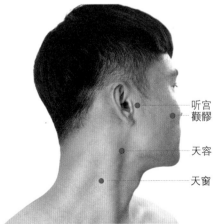

听宫
颧髎

天容

天窗

◆ 图 9-5

定位：在颈部，下颌角后方，胸锁乳突肌前缘凹陷中。

取穴方法：正坐，头微转向对侧，显示胸锁乳突肌，平下颌角水平的后方，胸锁乳突肌前缘取天容（图 9-5）。

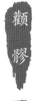

定位：在面部，颧骨下缘，目外眦直下凹陷中。

取穴方法：正坐或仰卧位，在面部，目外眦直下，颧骨下缘凹陷处取颧髎（图 9-5）。

定位：在面部，耳屏正中与下颌骨髁状突之间的凹陷中。

取穴方法（图 9-5）

方法 1：正坐或仰卧位，耳屏前与下颌骨髁状突的后缘之间凹陷处取听宫。

方法 2：正坐或仰卧位，微张口，耳屏正中前缘凹陷中，在耳门与听会之间取听宫。

五、针刺安全操作提示及正确操作要点

1. 肩外俞、肩中俞

不宜深刺，以免误入胸腔，伤及肺脏，造成气胸。

正确操作方法：斜刺 0.5 ～ 0.8 寸。

2. 听宫

闭口时不宜进针。

正确操作方法：张口取穴，在下颌骨髁状突后缘直刺 0.5 ～ 1 寸。

第十章

足太阳膀胱经腧穴取穴技巧

一、经脉循行概要

足太阳膀胱经经脉由 1 条主脉和 3 条支脉构成。

主脉：起于目内眦→额→交颠→络脑→下项→沿肩胛内侧背部第 1 侧线→腰中→肾→膀胱。

支脉 1：从颠别出→耳上角。

支脉 2：从腰别出→夹脊→臀→沿大腿后正中线下行→腘窝。

支脉 3：从肩胛内侧背部第 2 侧线→髋关节→沿大腿后正中线下行→与上一支脉会合于腘窝→沿小腿后正中线下行→外踝之后→沿小趾外侧止于小趾末端→接足少阴肾经。

体表循行线：起于目内眦（睛明）→上行额部→经头顶→

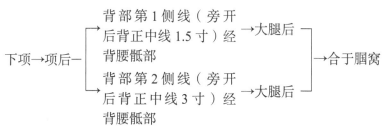

→沿小腿外侧后缘下行→外踝后→沿足外侧止于小趾外侧端（至阴）。

联系的脏腑及组织器官：膀胱、肾；目、鼻、脑。

二、腧穴概要

1. 腧穴数目

足太阳膀胱经分布有 67 个腧穴。起穴为睛明，末穴为至阴。

2. 腧穴名称

足太阳膀胱经腧穴名称见表 10-1。

表 10-1　足太阳膀胱经腧穴

代码	穴名	拼音	特定穴类属
BL1	睛明	Jīngmíng	
BL2	攒竹	Cuánzhú	
BL3	眉冲	Méichōng	
BL4	曲差	Qūchā	
BL5	五处	Wǔchù	
BL6	承光	Chéngguāng	
BL7	通天	Tōngtiān	
BL8	络却	Luòquè	
BL9	玉枕	Yùzhěn	
BL10	天柱	Tiānzhù	
BL11	大杼	Dàzhù	八会穴之骨会
BL12	风门	Fēngmén	
BL13	肺俞	Fèishū	背俞穴
BL14	厥阴俞	Juéyīnshū	背俞穴
BL15	心俞	Xīnshū	背俞穴
BL16	督俞	Dūshū	
BL17	膈俞	Géshū	八会穴之血会
BL18	肝俞	Gānshū	背俞穴
BL19	胆俞	Dǎnshū	背俞穴
BL20	脾俞	Píshū	背俞穴
BL21	胃俞	Wèishū	背俞穴

代码	穴名	拼音	特定穴类属
BL22	三焦俞	Sānjiāoshū	背俞穴
BL23	肾俞	Shènshū	背俞穴
BL24	气海俞	Qìhǎishū	
BL25	大肠俞	Dàchángshū	背俞穴
BL26	关元俞	Guānyuánshū	
BL27	小肠俞	Xiǎochángshū	背俞穴
BL28	膀胱俞	Pángguāngshū	背俞穴
BL29	中膂俞	Zhōnglǚshū	
BL30	白环俞	Báihuánshū	
BL31	上髎	Shàngliáo	
BL32	次髎	Cìliáo	
BL33	中髎	Zhōngliáo	
BL34	下髎	Xiàliáo	
BL35	会阳	Huìyáng	
BL36	承扶	Chéngfú	
BL37	殷门	Yīnmén	
BL38	浮郄	Fúxì	
BL39	委阳	Wěiyáng	下合穴
BL40	委中	Wěizhōng	合穴、下合穴
BL41	附分	Fùfēn	
BL42	魄户	Pòhù	
BL43	膏肓	Gāohuāng	
BL44	神堂	Shéntáng	
BL45	譩譆	Yìxǐ	
BL46	膈关	Géguān	
BL47	魂门	Húnmén	
BL48	阳纲	Yánggāng	
BL49	意舍	Yìshè	
BL50	胃仓	Wèicāng	
BL51	肓门	Huāngmén	
BL52	志室	Zhìshì	

代码	穴名	拼音	特定穴类属
BL53	胞肓	Bāohuāng	
BL54	秩边	Zhìbiān	
BL55	合阳	Héyáng	
BL56	承筋	Chéngjīn	
BL57	承山	Chéngshān	
BL58	飞扬	Fēiyáng	络穴
BL59	跗阳	Fūyáng	阳跷脉之郄穴
BL60	昆仑	Kūnlún	经穴
BL61	仆参	Púcān	
BL62	申脉	Shēnmài	八脉交会穴
BL63	金门	Jīnmén	郄穴
BL64	京骨	Jīnggǔ	原穴
BL65	束骨	Shùgǔ	输穴
BL66	足通谷	Zútōnggǔ	荥穴
BL67	至阴	Zhìyīn	井穴

三、常用体表解剖标志和骨度分寸

1. 体表解剖标志

头部：头正中线、前后发际、目内眦、眉头、枕外隆凸、斜方肌等。

背腰部：第 7 颈椎棘突、肩胛冈内端、肩胛骨下角、肩胛骨内缘、胸椎棘突、腰椎棘突、髂嵴高点、髂后上棘、骶后孔、尾骨等。

大腿部：臀横纹、腘横纹、股二头肌腱、半腱肌腱等。

小腿部：腓肠肌肌腹等。

足部：外踝、跟腱、跟骨、骰骨、第 5 跖骨粗隆、第 5 跖趾关节、趾蹼缘、赤白肉际、趾甲角等。

2. 体表骨度分寸

头部：前发际正中至后发际正中 12 寸；前额两发角之间 9 寸；耳后两完骨（乳突）之间 9 寸。

后背部：大椎以下至尾骶 21 椎；肩胛骨内缘至后正中线 3 寸。

大腿部：臀横纹至膝中 14 寸。

小腿部：膝中至外踝尖 16 寸；外踝尖至足底 3 寸。

四、腧穴定位与取穴方法

定位：在面部，目内眦内上方眶内侧壁凹陷中。

取穴方法（图 10-1）

方法 1：正坐闭目，在目内眦内上方 0.1 寸的凹陷中取睛明。

方法 2：正坐闭目，在眼眶内上角内缘处取睛明。

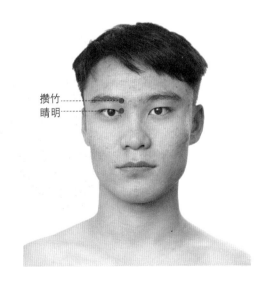

◆ 图 10-1

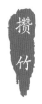

定位：在面部，眉头凹陷中，额切迹处。

取穴方法（图 10-1）

方法 1：正坐，沿睛明直上至眉头边缘处可触及一凹陷，即额切迹处取攒竹。

方法 2：正坐，眉毛内侧端凹陷处取攒竹。

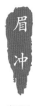

定位：在头部，额切迹直上入发际 0.5 寸。

取穴方法（图 10-2）

方法 1：正坐，眉毛内侧端直上，前后发际间十二等分，每等份为 1 寸，再取中点为 0.5 寸，入发际 0.5 寸处取眉冲。

方法 2：正坐，额切迹直上，于前后发际正中之间 12 寸，入发际 0.5 寸处取眉冲。

方法 3：正坐，额切迹直上，根据拇指同身寸取 1 寸，再取中点为 0.5 寸，入发际 0.5 寸处取眉冲。

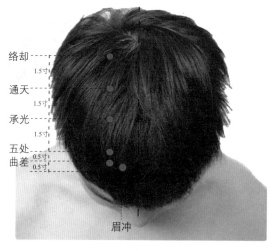

◆ 图 10-2

曲差

定位：在头部，前发际正中直上 0.5 寸，旁开 1.5 寸。

取穴方法：正坐，在前发际正中直上 0.5 寸（神庭）与额角直上 0.5 寸（头维）弧形连线的内 1/3 与外 2/3 的交点处取曲差（图 10–2）。

五处

定位：在头部，前发际正中直上 1 寸，旁开 1.5 寸。

取穴方法（图 10–2）

方法 1：正坐，在前发际正中与额角弧形连线的内 1/3 与外 2/3 的交点处取旁开 1.5 寸，前后发际间十二等分，每等份为 1 寸，入发际 1 寸取五处。

方法 2：正坐，曲差直上 0.5 寸处，横平上星穴取五处。

承光

定位：在头部，前发际正中直上 2.5 寸，旁开 1.5 寸。

取穴方法（图 10–2）

方法 1：正坐，在前发际正中与额角弧形连线的内 1/3 与外 2/3 的交点处取旁开 1.5 寸，前后发际间四等分，每等份为 3 寸，略向前 0.5 寸即取入前发际 2.5 寸取承光。

方法 2：正坐，五处穴直上 1.5 寸处，头正中线旁开 1.5 寸取承光。

通天

定位：在头部，前发际正中直上 4 寸，旁开 1.5 寸。

取穴方法（图 10-2）

方法 1：正坐，在前发际正中与额角弧形连线的内 1/3 与外 2/3 的交点处取旁开 1.5 寸，前后发际间三等分，每等份为 4 寸，于入前发际 1 等份处取通天。

方法 2：正坐，承光穴直上 1.5 寸，头正中线旁开 1.5 寸处取通天。

方法 3：正坐，承光与络却中点处取通天。

络却

定位：在头部，前发际正中直上 5.5 寸，旁开 1.5 寸。

取穴方法（图 10-2）

方法 1：正坐，在前发际正中与额角弧形连线的内 1/3 与外 2/3 的交点处取旁开 1.5 寸，前后发际间二等分，每等份为 6 寸，于入发际中点略向前 0.5 寸处取络却。

方法 2：正坐，通天穴直上 1.5 寸，头正中线旁开 1.5 寸处取络却。

方法 3：正坐，于两耳尖连线与正中线交点处取百会。百会穴后 0.5 寸，头正中线旁开 1.5 寸处取络却。

玉枕

定位：在头部，横平枕外隆凸上缘，后发际正中旁开 1.3 寸。

取穴方法（图 10-3）

方法 1：正坐，横平枕外隆凸上缘，后发际正中至完骨间弧形连线内 1/3 与外 2/3 交点略向内 0.2 寸处取玉枕。

方法 2：正坐，斜方肌外侧缘直上与枕外隆凸上缘水平线的交点，横平脑户处取玉枕。

定位：在颈后区，横平第 2 颈椎棘突上际，斜方肌外侧缘凹陷中。

取穴方法（图 10-3）

方法 1：正坐，横平第 2 颈椎棘突上际，后发际正中至完骨间弧形连线内 1/3 与外 2/3 交点略向内 0.2 寸处取天柱。

方法 2：低头，在枕骨下方触摸到第 2 颈椎棘突上方凹陷上际，斜方肌外侧缘取天柱。

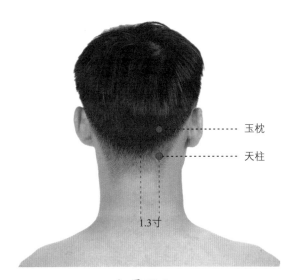

玉枕

天柱

1.3寸

◆ 图 10-3

大杼

定位：在脊柱区，第 1 胸椎棘突下，后正中线旁开 1.5 寸。

取穴方法（图 10-4）

方法 1：俯伏位或俯卧位，低头，于后正中线至肩胛骨内缘连线中点做一垂线；自第 7 颈椎棘突向下推摸至第 1 胸椎棘突下凹陷做一水平线，两线交点处取大杼。

方法 2：俯伏位或俯卧位，低头，于后正中线至肩胛骨内缘连线中点做一垂线；触摸与肩胛冈内端相平之处的胸椎棘突即是第 3 胸椎棘突，自第 3 胸椎棘突向上推摸至第 1 胸椎棘突下凹陷做一水平线，两线交点处取大杼。

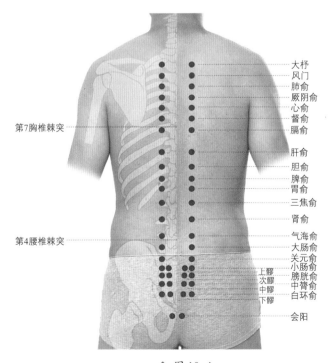

第7胸椎棘突
第4腰椎棘突

大杼
风门
肺俞
厥阴俞
心俞
督俞
膈俞
肝俞
胆俞
脾俞
胃俞
三焦俞
肾俞
气海俞
大肠俞
关元俞
小肠俞
上髎　膀胱俞
次髎　中膂俞
中髎　白环俞
下髎
会阳

◆ 图 10-4

风门

定位：在脊柱区，第2胸椎棘突下，后正中线旁开1.5寸。

取穴方法（图10-4）

方法1：俯伏位，低头，于后正中线至肩胛骨内缘连线中点做一垂线；自第7颈椎棘突向下推摸至第2胸椎棘突下凹陷做一水平线，两线交点处取风门。

方法2：俯伏位或俯卧位，低头，于后正中线至肩胛骨内缘连线中点做一垂线；触摸与肩胛冈内端相平之处的胸椎棘突即是第3胸椎棘突，自第3胸椎棘突向上推摸至第2胸椎棘突下凹陷做一水平线，两线交点处取风门。

肺俞

定位：在脊柱区，第3胸椎棘突下，后正中线旁开1.5寸。

取穴方法（图10-4）

方法1：俯伏位，低头，于后正中线至肩胛骨内缘连线中点做一垂线；自第7颈椎棘突向下推摸至第3胸椎棘突下凹陷做一水平线，两线交点处取肺俞。

方法2：俯伏位或俯卧位，低头，于后正中线至肩胛骨内缘连线中点做一垂线；触摸到与肩胛冈内端相平之处的胸椎棘突即是第3胸椎棘突，在其棘突下凹陷做一水平线，两线交点处取肺俞。

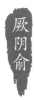**厥阴俞**

定位：在脊柱区，第4胸椎棘突下，后正中线旁开1.5寸。

取穴方法（图10-4）

方法1：俯伏位或俯卧位，低头，于后正中线至肩胛骨内缘连线中点做一垂线；自第 7 颈椎棘突向下推摸至第 4 胸椎棘突下凹陷做一水平线，两线交点处取厥阴俞。

　　方法 2：俯伏位或俯卧位，低头，于后正中线至肩胛骨内缘连线中点做一垂线；触摸到与肩胛冈内端相平之处的胸椎棘突即是第 3 胸椎棘突，自第 3 胸椎棘突向下推摸至第 4 胸椎棘突下凹陷做一水平线，两线交点处取厥阴俞。

　　方法 3：俯伏位或俯卧位，低头，于后正中线至肩胛骨内缘连线中点做一垂线；触摸到与肩胛下角相平之处的胸椎棘突即是第 7 胸椎棘突，从第 7 胸椎棘突向上推摸，可触及第 4 胸椎棘突下凹陷做一水平线，两线交点处取厥阴俞。

心俞　　定位：在脊柱区，第 5 胸椎棘突下，后正中线旁开 1.5 寸。

　　取穴方法（图 10-4）

　　方法 1：俯伏位或俯卧位，低头，于后正中线至肩胛骨内缘连线中点做一垂线；自第 7 颈椎棘突向下推摸至第 5 胸椎棘突下凹陷做一水平线，两线交点处取心俞。

　　方法 2：俯伏位或俯卧位，低头，于后正中线至肩胛骨内缘连线中点做一垂线；触摸与肩胛冈内端相平之处的胸椎棘突即是第 3 胸椎棘突，自第 3 胸椎棘突向下推摸至第 5 胸椎棘突下凹陷做一水平线，两线交点处取心俞。

　　方法 3：俯伏位或俯卧位，低头，于后正中线至肩胛骨内缘连线中点做一垂线；触摸到与肩胛下角相平之处的胸椎棘突即是第 7 胸椎棘突，从第 7 胸椎棘突向上推摸，可触及第 5 胸椎棘突下凹陷做一水平线，两线交点处取心俞。

督俞

定位：在脊柱区，第 6 胸椎棘突下，后正中线旁开 1.5 寸。

取穴方法（图 10-4）

方法 1：俯伏位或俯卧位，低头，于后正中线至肩胛骨内缘连线中点做一垂线；自第 7 颈椎棘突向下推摸至第 6 胸椎棘突下凹陷做一水平线，两线交点处取督俞。

方法 2：俯伏位或俯卧位，低头，于后正中线至肩胛骨内缘连线中点做一垂线；触摸与肩胛冈内端相平之处的胸椎棘突即是第 3 胸椎棘突，自第 3 胸椎棘突向下推摸至第 6 胸椎棘突下凹陷做一水平线，两线交点处取督俞。

方法 3：俯伏位或俯卧位，低头，于后正中线至肩胛骨内缘连线中点做一垂线；触摸到与肩胛下角相平之处的胸椎棘突即是第 7 胸椎棘突，从第 7 胸椎棘突向上推摸，可触及第 6 胸椎棘突下凹陷做一水平线，两线交点处取督俞。

膈俞

定位：在脊柱区，第 7 胸椎棘突下，后正中线旁开 1.5 寸。

取穴方法（图 10-5）

方法 1：俯伏位或俯卧位，低头，于后正中线至肩胛骨内缘连线中点做一垂线；触摸到与肩胛下角相平之处的胸椎棘突即为第 7 胸椎棘突，从第 7 胸椎棘突下凹陷做一水平线，两线交点处取膈俞。

方法 2：俯伏位或俯卧位，低头，于后正中线至肩胛骨内缘连线中点做一垂线；触摸与肩胛冈内端相平之处的胸椎棘突即是第 3 胸椎棘突，自第 3 胸椎棘突向下推摸至第 7 胸椎棘突下凹陷做一水平线，两线交点处取膈俞。

方法 3：俯伏位或俯卧位，低头，于后正中线至肩胛骨内缘连线中点做一垂线；自第 7 颈椎棘突向下推摸至第 7 胸椎棘突下凹陷做一水平线，两线交点处取膈俞。

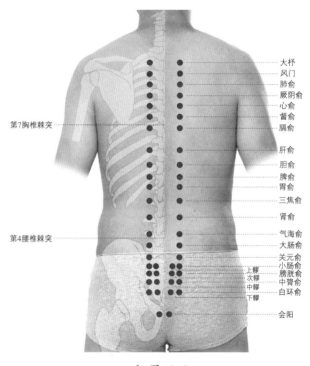

大杼
风门
肺俞
厥阴俞
心俞
督俞
膈俞
肝俞
胆俞
脾俞
胃俞
三焦俞
肾俞
气海俞
大肠俞
关元俞
小肠俞
膀胱俞
中膂俞
白环俞
会阳
上髎
次髎
中髎
下髎

第7胸椎棘突

第4腰椎棘突

◆ 图 10-5

肝俞

定位：在脊柱区，第 9 胸椎棘突下，后正中线旁开 1.5 寸。

取穴方法（图 10-5）

方法 1：俯伏位或俯卧位，于后正中线至肩胛骨内缘连线中点做一垂线；触摸到与肩胛下角相平之处的胸椎棘突即是第 7 胸椎棘突，从第 7 胸椎棘突向下推摸，可触及第 9 胸椎棘突下凹陷做一水平线，两线交点处取肝俞。

方法 2：俯伏位或俯卧位，于后正中线至肩胛骨内缘连线中点做一垂线；触摸与肩胛冈内端相平之处的胸椎棘突即是第 3 胸椎棘突，自第 3 胸椎棘突向下推摸至第 9 胸椎棘突下凹陷做一水平线，两线交点处取肝俞。

胆俞

定位：在脊柱区，第 10 胸椎棘突下，后正中线旁开 1.5 寸。

取穴方法：俯伏位或俯卧位，于后正中线至肩胛骨内缘连线中点做一垂线；触摸到与肩胛下角相平之处的胸椎棘突即是第 7 胸椎棘突，从第 7 胸椎棘突向下推摸，可触及第 10 胸椎棘突下凹陷做一水平线，两线交点处取胆俞（图 10-5）。

脾俞

定位：在脊柱区，第 11 胸椎棘突下，后正中线旁开 1.5 寸。

取穴方法：俯伏位或俯卧位，于后正中线至肩胛骨内缘连线中点做一垂线；触摸到与肩胛下角相平之处的胸椎棘突即是第 7 胸椎棘突，从第 7 胸椎棘突向下推摸，可触及第 11 胸椎棘突下凹陷做一水平线，两线交点处取脾俞（图 10-5）。

胃俞

定位：在脊柱区，第12胸椎棘突下，后正中线旁开1.5寸。

取穴方法（图10-5）

方法1：俯伏位或俯卧位，于后正中线至肩胛骨内缘连线中点做一垂线；触摸到与肩胛下角相平之处的胸椎棘突即是第7胸椎棘突，从第7胸椎棘突向下推摸，可触及第12胸椎棘突下凹陷做一水平线，两线交点处取胃俞。

方法2：俯伏位或俯卧位，于后正中线至肩胛骨内缘连线中点做一垂线；触摸到与髂嵴最高点相平的腰椎棘突即是第4腰椎棘突，从第4腰椎棘突向上推摸，可触及第12胸椎棘突下凹陷做一水平线，两线交点处取胃俞。

三焦俞

定位：在脊柱区，第1腰椎棘突下，后正中线旁开1.5寸。

取穴方法（图10-5）

方法1：俯伏位或俯卧位，于后正中线至肩胛骨内缘连线中点做一垂线；触摸到与髂嵴最高点相平的腰椎棘突即是第4腰椎棘突，从第4腰椎棘突向上推摸，触及第1腰椎棘突下凹陷做一水平线，两线交点处取三焦俞。

方法2：俯伏位或俯卧位，于后正中线至肩胛骨内缘连线中点做一垂线；触摸到与肩胛下角相平之处的胸椎棘突即是第7胸椎棘突，从第7胸椎棘突向下推摸，可触及第1腰椎棘突下凹陷做一水平线，两线交点处取三焦俞。

肾俞

定位：在脊柱区，第2腰椎棘突下，后正中线旁开1.5寸。

取穴方法（图10-5）

方法1：俯伏位或俯卧位，于后正中线至肩胛骨内缘连线中点做一垂线；触摸到与肩胛下角相平之处的胸椎棘突即是第7胸椎棘突，从第7胸椎棘突向下推摸，触及第2腰椎棘突下凹陷做一水平线，两线交点处取肾俞。

方法2：俯伏位或俯卧位，于后正中线至肩胛骨内缘连线中点做一垂线；触摸到与髂嵴最高点相平的腰椎棘突即是第4腰椎棘突，从第4腰椎棘突向上推摸，触及第2腰椎棘突下凹陷做一水平线，两线交点处取肾俞。

气海俞

定位：在脊柱区，第3腰椎棘突下，后正中线旁开1.5寸。

取穴方法（图10-5）

方法1：俯伏位或俯卧位，于后正中线至肩胛骨内缘连线中点做一垂线；触摸到与髂嵴最高点相平的腰椎棘突即是第4腰椎棘突，从第4腰椎棘突向上推摸，触及第3腰椎棘突下凹陷做一水平线，两线交点处取气海俞。

方法2：俯伏位或俯卧位，于后正中线至肩胛骨内缘连线中点做一垂线；触摸到与肩胛下角相平之处的胸椎棘突即是第7胸椎棘突，从第7胸椎棘突向下推摸，触及第3腰椎棘突下凹陷做一水平线，两线交点处取气海俞。

大肠俞

定位：在脊柱区，第 4 腰椎棘突下，后正中线旁开 1.5 寸。

取穴方法（图 10-6）

方法 1：俯伏位或俯卧位，于后正中线至肩胛骨内缘连线中点做一垂线；触摸到与髂嵴最高点相平的腰椎棘突即是第 4 腰椎棘突，从第 4 腰椎棘突下凹陷做一水平线，两线交点处取大肠俞。

方法 2：俯伏位或俯卧位，于后正中线至肩胛骨内缘连线中点做一垂线；触摸到与肩胛下角相平之处的胸椎棘突即是第 7 胸椎棘突，从第 7 胸椎棘突向下推摸，触及第 4 腰椎棘突下凹陷做一水平线，两线交点处取大肠俞。

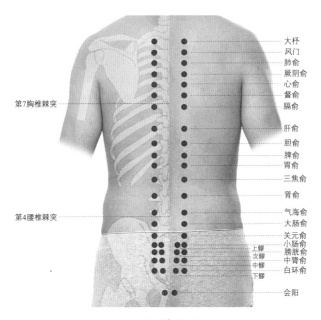

第7胸椎棘突

第4腰椎棘突

大杼
风门
肺俞
厥阴俞
心俞
督俞
膈俞
肝俞
胆俞
脾俞
胃俞
三焦俞
肾俞
气海俞
大肠俞
关元俞
小肠俞
上髎　膀胱俞
次髎　中膂俞
中髎　白环俞
下髎
会阳

◆ 图 10-6

关元俞

定位：在脊柱区，第5腰椎棘突下，后正中线旁开1.5寸。

取穴方法（图10-6）

方法1：俯伏位或俯卧位，于后正中线至肩胛骨内缘连线中点做一垂线；触摸到与髂嵴最高点之处的腰椎棘突即是第4腰椎棘突，从第4腰椎棘突向下推摸，触及第5腰椎棘突下凹陷做一水平线，两线交点处取关元俞。

方法2：俯伏位或俯卧位，于后正中线至肩胛骨内缘连线中点做一垂线；触摸到与肩胛下角相平之处的胸椎棘突即是第7胸椎棘突，从第7胸椎棘突向下推摸，触及第5腰椎棘突下凹陷做一水平线，两线交点处取关元俞。

小肠俞

定位：在骶区，横平第1骶后孔，骶正中嵴旁开1.5寸。

取穴方法（图10-6）

方法1：俯伏位或俯卧位，于后正中线至肩胛骨内缘连线中点做一垂线；触摸到髂后上棘与第2骶椎棘突连线的中点凹陷处为次髎，其上方略向内的凹陷为第1骶后孔做一水平线，两线交点处取小肠俞。

方法2：俯伏位或俯卧位，于后正中线至肩胛骨内缘连线中点做一垂线；触摸到与髂嵴最高点相平的腰椎棘突即是第4腰椎棘突，从第4腰椎棘突向下推摸，可触及第1骶椎棘突，其下方凹陷与第1骶后孔相平处做一水平线，两线交点处取小肠俞。

膀胱俞

定位：在骶区，横平第 2 骶后孔，骶正中嵴旁开 1.5 寸。

取穴方法（图 10-6）

方法 1：俯伏位或俯卧位，于后正中线至肩胛骨内缘连线中点做一垂线；触摸到髂后上棘与第 2 骶椎棘突连线的中点凹陷处为第 2 骶后孔做一水平线，两线交点处取膀胱俞。

方法 2：俯伏位或俯卧位，于后正中线至肩胛骨内缘连线中点做一垂线；触摸到与髂嵴最高点相平的腰椎棘突即是第 4 腰椎棘突，从第 4 腰椎棘突向下推摸，可触及第 2 骶椎棘突，其下方凹陷与第 2 骶后孔相平做一水平线，两线交点处取膀胱俞。

中膂俞

定位：在骶区，横平第 3 骶后孔，骶正中嵴旁开 1.5 寸。

取穴方法（图 10-6）

方法 1：俯伏位或俯卧位，于后正中线至肩胛骨内缘连线中点做一垂线；触摸到髂后上棘与第 2 骶椎棘突连线的中点凹陷处为次髎，其下方略向外的凹陷为第 3 骶后孔即中髎做一水平线，两线交点处取中膂俞。

方法 2：俯伏位或俯卧位，于后正中线至肩胛骨内缘连线中点做一垂线；触摸到与髂嵴最高点相平的腰椎棘突即是第 4 腰椎棘突，从第 4 腰椎棘突向下推摸，可触及第 3 骶椎棘突，其下方凹陷与第 3 骶后孔相平做一水平线，两线交点处取中膂俞。

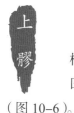

定位：在骶区，横平第 4 骶后孔，骶正中嵴旁开 1.5 寸。

取穴方法（图 10-6）

方法 1：俯伏位或俯卧位，于后正中线至肩胛骨内缘连线中点做一垂线；触摸到髂后上棘与第 2 骶椎棘突连线的中点凹陷处为次髎，其下方略向外为中髎，中髎下方略向外的凹陷为第 4 骶后孔即下髎做一水平线，两线交点处取白环俞。

方法 2：俯伏位或俯卧位，于后正中线至肩胛骨内缘连线中点做一垂线；触摸到与髂嵴最高点之处的腰椎棘突即是第 4 腰椎棘突，从第 4 腰椎棘突向下推摸，可触及第 4 骶椎棘突，其下方凹陷与第 4 骶后孔相平做一水平线，两线交点处取白环俞。

定位：在骶区，正对第 1 骶后孔中。

取穴方法：俯卧位，触摸到髂后上棘与第 2 骶椎棘突连线的中点凹陷处为次髎，其上方略向外的凹陷为第 1 骶后孔约距后正中线 1 寸，此处取上髎（图 10-6）。

定位：在骶区，正对第 2 骶后孔中。

取穴方法：俯卧位，触摸到髂后上棘与第 2 骶椎棘突连线的中点凹陷处为第 2 骶后孔约距后正中线 0.8 寸，此处取次髎（图 10-6）。

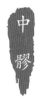

定位：在骶区，正对第 3 骶后孔中。

取穴方法：俯卧位，触摸到髂后上棘与第 2 骶椎棘突连线的中点凹陷处为次髎，其下方略向内的凹陷为第 3 骶后孔约距后正中线 0.6 寸，此处取中髎（图 10-6）。

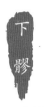

定位：在骶区，正对第 4 骶后孔中。

取穴方法：俯卧位，触摸到髂后上棘与第 2 骶椎棘突连线的中点凹陷处为次髎，其下方略向内为中髎，中髎下方略向内的凹陷为第 4 骶后孔约距后正中线 0.5 寸，此处取下髎（图 10-6）。

定位：在骶区，尾骨端旁开 0.5 寸。

取穴方法（图 10-6）

方法 1：俯卧位或跪伏位，按取尾骨下端旁软陷处取会阳。

方法 2：俯卧位或跪伏位，沿骶骨正中向下循摸及尾骨端，将后正中线至肩胛骨内缘连线 3 寸折半为 1.5 寸，再三等分取 0.5 寸，即尾骨端旁开 0.5 寸取会阳。

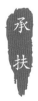

定位：在股后区，臀沟的中点。

取穴方法：俯卧位，于臀横纹正中取承扶（图 10-7）。

殷门

定位：在股后区，臀沟下 6 寸，股二头肌与半腱肌之间。

取穴方法：俯卧位，膝关节抗阻力屈曲显示出半腱肌和股二头肌，于腘横纹与臀横纹连线中点略向上 1 寸处取殷门（图 10-7）。

浮郄

定位：在膝后区，腘横纹上 1 寸，股二头肌腱的内侧缘。

取穴方法（图 10-7）

方法 1：俯卧位，稍屈膝，腘横纹与臀横纹之间十四等分，每等份为 1 寸，取 1 等份，股二头肌腱内侧缘取浮郄。

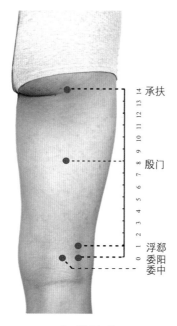

承扶
14
13
12
11
10
9
8 殷门
7
6
5
4
3
2
1 浮郄
0 委阳
   委中

◆ 图 10-7

方法 2：俯卧位，稍屈膝，腘横纹外侧端，用拇指同身寸向上取 1 寸，股二头肌腱内侧取浮郄。

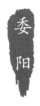

定位：在膝部，腘横纹上，股二头肌腱的内侧缘。

取穴方法：俯卧位，稍屈膝，腘横纹外侧端，股二头肌腱内侧缘取委阳（图 10-7）。

定位：在膝后区，腘横纹中点。

取穴方法（图 10-7、图 10-8）

方法 1：俯卧位，稍屈膝，腘横纹中点处取委中。

方法 2：俯卧位，稍屈膝，半腱肌腱与股二头肌腱中点处取委中。

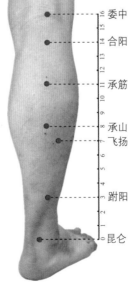

◆ 图 10-8

附分

定位：在脊柱区，第2胸椎棘突下，后正中线旁开3寸。

取穴方法（图10-9）

方法1：俯伏位或俯卧位，低头，于肩胛骨内侧缘做一垂线；从第7颈椎棘突向下推摸，可触及第2胸椎棘突下凹陷做一水平线，两线交点取附分。

方法2：俯伏位或俯卧位，低头，于肩胛骨内侧缘做一垂线；触摸到与肩胛冈内端相平之处的胸椎棘突即是第3胸椎棘突，从第3胸椎棘突向上推摸，可触及第2胸椎棘突下凹陷做一水平线，两线交点处取附分。

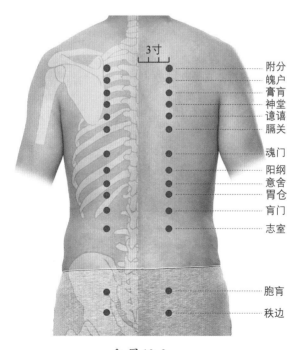

3寸

附分
魄户
膏肓
神堂
譩譆
膈关

魂门

阳纲

意舍

胃仓

肓门

志室

胞肓

秩边

◆ 图10-9

魄户

定位：在脊柱区，第 3 胸椎棘突下，后正中线旁开 3 寸。

取穴方法（图 10-9）

方法 1：俯伏位或俯卧位，低头，于肩胛骨内侧缘做一垂线；触摸到与肩胛冈内端相平之处的胸椎棘突即是第 3 胸椎棘突，从第 3 胸椎棘突下凹陷做一水平线，两线交点处取魄户。

方法 2：俯伏位或俯卧位，低头，于肩胛骨内侧缘做一垂线；从第 7 颈椎棘突向下推摸，可触及第 3 胸椎棘突下凹陷做一水平线，两线交点处取魄户。

膏肓

定位：在脊柱区，第 4 胸椎棘突下，后正中线旁开 3 寸。

取穴方法（图 10-9）

方法 1：俯伏位或俯卧位，低头，于肩胛骨内侧缘做一垂线；从第 7 颈椎棘突向下推摸，可触及第 4 胸椎棘突下凹陷做一水平线，两线交点处取膏肓。

方法 2：俯伏位或俯卧位，低头，于肩胛骨内侧缘做一垂线；触摸到与肩胛冈内端相平之处的胸椎棘突即是第 3 胸椎棘突，从第 3 胸椎棘突向下推摸，可触及第 4 胸椎棘突下凹陷做一水平线，两线交点处取膏肓。

方法 3：俯伏位或俯卧位，低头，于肩胛骨内侧缘做一垂线；触摸到与肩胛下角相平之处的胸椎棘突即是第 7 胸椎棘突，从第 7 胸椎棘突向上推摸，可触及第 4 胸椎棘突下凹陷做一水平线，两线交点处取膏肓。

神堂

定位：在脊柱区，第 5 胸椎棘突下，后正中线旁开 3 寸。

取穴方法（图 10-9）

方法 1：俯伏位或俯卧位，低头，于肩胛骨内侧缘做一垂线；从第 7 颈椎棘突向下推摸，可触及第 5 胸椎棘突下凹陷做一水平线，两线交点处取神堂。

方法 2：俯伏位或俯卧位，低头，于肩胛骨内侧缘做一垂线；触摸到与肩胛冈内端相平之处的胸椎棘突即是第 3 胸椎棘突，从第 3 胸椎棘突向下推摸，可触及第 5 胸椎棘突下凹陷做一水平线，两线交点处取神堂。

方法 3：俯伏位或俯卧位，低头，于肩胛骨内侧缘做一垂线；触摸到与肩胛下角相平之处的胸椎棘突即是第 7 胸椎棘突，从第 7 胸椎棘突向上推摸，可触及第 5 胸椎棘突下凹陷做一水平线，两线交点处取神堂。

譩譆

定位：在脊柱区，第 6 胸椎棘突下，后正中线旁开 3 寸。

取穴方法（图 10-9）

方法 1：俯伏位或俯卧位，低头，于肩胛骨内侧缘做一垂线；从第 7 颈椎棘突向下推摸，可触及第 6 胸椎棘突下凹陷做一水平线，两线交点处取譩譆。

方法 2：俯伏位或俯卧位，低头，于肩胛骨内侧缘做一垂线；触摸到与肩胛冈内端相平之处的胸椎棘突即是第 3 胸椎棘突，从第 3 胸椎棘突向下推摸，可触及第 6 胸椎棘突下凹陷做一水平线，两线交点处取譩譆。

方法 3：俯伏位或俯卧位，低头，于肩胛骨内侧缘做一垂线；触摸到与肩胛下角相平之处的胸椎棘突即是第 7 胸椎棘突，从第 7 胸椎棘突向上推摸，可触及第 6 胸椎棘突下凹陷做一水平线，两线交点处取谚语。

膈关

定位：在脊柱区，第 7 胸椎棘突下，后正中线旁开 3 寸。

取穴方法（图 10-10）

方法 1：俯伏位或俯卧位，低头，于肩胛骨内侧缘做一垂线；触摸到与肩胛冈内端相平之处的胸椎棘突即是第 3 胸椎棘突，从第 3 胸椎棘突向下推摸，可触及第 7 胸椎棘突下凹陷做一水平线，两线交点处取膈关。

方法 2：俯伏位或俯卧位，低头，于肩胛骨内侧缘做一垂线；从第 7 颈椎棘突向下推摸，可触及第 7 胸椎棘突下凹陷做

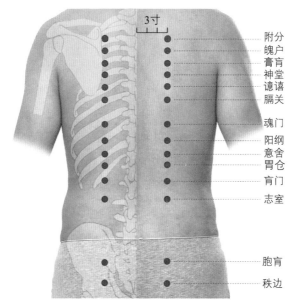

附分
魄户
膏肓
神堂
谚语
膈关

魂门
阳纲
意舍
胃仓
肓门

志室

胞肓

秩边

◆ 图 10-10

一水平线，两线交点处取膈关。

方法 3：俯伏位或俯卧位，低头，于肩胛骨内侧缘做一垂线；触摸到与肩胛下角相平之处的胸椎棘突即是第 7 胸椎棘突，其下凹陷做一水平线，两线交点处取膈关。

魂门

定位：在脊柱区，第 9 胸椎棘突下，后正中线旁开 3 寸。

取穴方法（图 10-10）

方法 1：俯伏位或俯卧位，于肩胛骨内侧缘做一垂线；触摸到与肩胛下角相平之处的胸椎棘突即是第 7 胸椎棘突，从第 7 胸椎棘突向下推摸，可触及第 9 胸椎棘突下凹陷做一水平线，两线交点处取魂门。

方法 2：俯伏位或俯卧位，于肩胛骨内侧缘做一垂线；触摸到与肩胛冈内端相平之处的胸椎棘突即是第 3 胸椎棘突，从第 3 胸椎棘突向下推摸，可触及第 9 胸椎棘突下凹陷做一水平线，两线交点处取魂门。

方法 3：俯伏位或俯卧位，于肩胛骨内侧缘做一垂线；从第 7 颈椎棘突向下推摸，可触及第 9 胸椎棘突下凹陷做一水平线，两线交点处取魂门。

阳纲

定位：在脊柱区，第 10 胸椎棘突下，后正中线旁开 3 寸。

取穴方法：俯伏位或俯卧位，于肩胛骨内侧缘做一垂线；触摸到与肩胛下角相平之处的胸椎棘突即是第 7 胸椎棘突，从第 7 胸椎棘突向下推摸，触及第 10 胸椎棘突下凹陷做一水平线，两线交点处取阳纲（图 10-10）。

意舍

定位：在脊柱区，第 11 胸椎棘突下，后正中线旁开 3 寸。

取穴方法：俯伏位或俯卧位，于肩胛骨内侧缘做一垂线；触摸到与肩胛下角相平之处的胸椎棘突即是第 7 胸椎棘突，从第 7 胸椎棘突向下推摸，触及第 11 胸椎棘突下凹陷做一水平线，两线交点处取意舍（图 10-10）。

胃仓

定位：在脊柱区，第 12 胸椎棘突下，后正中线旁开 3 寸。

取穴方法：俯伏位或俯卧位，于肩胛骨内侧缘做一垂线；从第 7 胸椎棘突向下推摸，触及第 12 胸椎棘突下凹陷做一水平线，两线交点处取胃仓（图 10-10）。

肓门

定位：在腰区，第 1 腰椎棘突下，后正中线旁开 3 寸。

取穴方法（图 10-11）

方法 1：俯伏位或俯卧位，于肩胛骨内侧缘做一垂线；触摸到与髂嵴最高点相平的腰椎棘突即是第 4 腰椎棘突，从第 4 腰椎棘突向上推摸，触及第 1 腰椎棘突下凹陷做一水平线，两线交点处取肓门。

方法 2：俯伏位或俯卧位，于肩胛骨内侧缘做一垂线；从第 7 胸椎棘突向下推摸，触及第 1 腰椎棘突下凹陷做一水平线，两线交点处取肓门。

定位：在腰区，第2腰椎棘突下，后正中线旁开3寸。

取穴方法（图10-11）

方法1：俯伏位或俯卧位，于肩胛骨内侧缘做一垂线；触摸到与髂嵴最高点相平的腰椎棘突即是第4腰椎棘突，从第4腰椎棘突向上推摸，触及第2腰椎棘突下凹陷做一水平线，两线交点处取志室。

方法2：俯伏位或俯卧位，于肩胛骨内侧缘做一垂线；触摸到与肩胛下角相平之处的胸椎棘突即是第7胸椎棘突，从第7胸椎棘突向下推摸，触及第2腰椎棘突下凹陷做一水平线，两线交点处取志室。

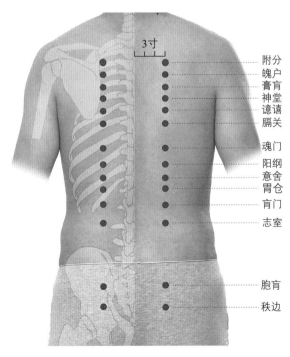

3寸

附分
魄户
膏肓
神堂
譩譆
膈关

魂门
阳纲
意舍
胃仓
肓门

志室

胞肓

秩边

◆ 图10-11

胞肓

定位：在骶区，横平第 2 骶后孔，骶正中嵴旁开 3 寸。

取穴方法（图 10-11）

方法 1：俯伏位或俯卧位，于肩胛骨内侧缘做一垂线；触摸到髂后上棘与第 2 骶椎棘突连线的中点凹陷处为第 2 骶后孔，即次髎凹陷做一水平线，两线交点处取胞肓。

方法 2：俯伏位或俯卧位，于肩胛骨内侧缘做一垂线；触摸到与髂嵴最高点相平的腰椎棘突即是第 4 腰椎棘突，从第 4 腰椎棘突向下推摸，可触及第 2 骶椎棘突，其下方凹陷与第 2 骶后孔相平做一水平线，两线交点处取胞肓。

秩边

定位：在骶区，横平第 4 骶后孔，骶正中嵴旁开 3 寸。

取穴方法（图 10-11）

方法 1：俯伏位或俯卧位，于肩胛骨内侧缘做一垂线；触摸到髂后上棘与第 2 骶椎棘突连线的中点凹陷处为次髎，其下方略向外为中髎，中髎下方略向外的凹陷为第 4 骶后孔，即下髎凹陷做一水平线，两线交点处取秩边。

方法 2：俯伏位或俯卧位，于肩胛骨内侧缘做一垂线；触摸到与髂嵴最高点相平的腰椎棘突即是第 4 腰椎棘突，从第 4 腰椎棘突向下推摸，可触及第 4 骶椎棘突，其下方凹陷与第 4 骶后孔相平做一水平线，两线交点处取秩边。

合阳

定位：在小腿后区，腘横纹下2寸，腓肠肌内、外侧头之间。

取穴方法：当伸直小腿或足跟上提时，在腘横纹中点（委中）与腓肠肌人字纹头处（承山）连线上；腘横纹至外踝尖16寸八等分，每等份为2寸，委中穴下1等份处取合阳（图10-12）。

承筋

定位：在小腿后区，腘横纹下5寸，腓肠肌两肌腹之间。

取穴方法：当伸直小腿或足跟上提时，在腘横纹中点（委中）与腓肠肌人字纹头处（承山）连线上；腘横纹至外踝尖16寸十六等分，每等份为1寸，委中穴下5等份处取承筋（图10-12）。

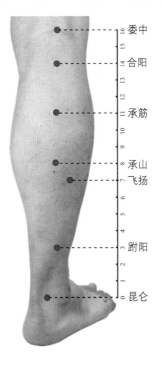

◆ 图10-12

承山

定位：在小腿后区，腓肠肌两肌腹与肌腱交角处。

取穴方法：当伸直小腿或足跟上提时，于腓肠肌肌腹下出现的尖角凹陷处即腓肠肌内外侧头分开的地方，呈"人"字形沟处取承山（图 10-12）。

飞扬

定位：在小腿后区，昆仑直上 7 寸，腓肠肌外下缘与跟腱移行处。

取穴方法（图 10-12）

方法 1：俯卧位，腘横纹与外踝尖连线中点下 1 寸，昆仑直上处取飞扬。

方法 2：俯卧位，在承山穴外侧斜下方 1 寸，昆仑直上处取飞扬。

跗阳

定位：在小腿后区，昆仑直上 3 寸，腓骨与跟腱之间。

取穴方法（图 10-12）

方法 1：俯卧位，腘横纹与外踝尖连线十六等分，每等份为 1 寸，昆仑穴上 3 等份处取跗阳。

方法 2：俯卧位，外踝尖上一夫，昆仑直上处取跗阳。

定位：在踝区，外踝尖与跟腱之间的凹陷中。

取穴方法：俯卧位，在外踝尖与跟腱连线中点处取昆仑（图 10-13）。

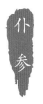

定位：在跟区，昆仑直下，跟骨外侧，赤白肉际处。

取穴方法：俯卧位，外踝尖与跟腱连线中点处（昆仑）直下，当跟骨外侧赤白肉际处取仆参（图10-13）。

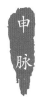

定位：在踝区，外踝尖直下，外踝下缘与跟骨之间凹陷中。

取穴方法：俯卧位，外踝正下方凹陷中取申脉（图10-13）。

定位：在足背，外踝前缘直下，第5跖骨粗隆后方，骰骨下缘凹陷中。

取穴方法：俯卧位，在足外侧缘，约当足跟与第5跖趾关节连线的中点处可触及明显隆起的骨即为第5跖骨粗隆，外踝前缘直下，骰骨下缘取金门（图10-13）。

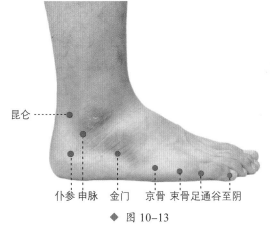

◆ 图10-13

定位：在跖区，第5跖骨粗隆前下方，赤白肉际处。

取穴方法：俯卧位，在足外侧缘，约当足跟与第5跖趾关节连线的中点处可触及明显隆起的骨即为第5跖骨粗隆，在其前下方的凹陷赤白肉际处取京骨（图10-13）。

定位：在跖区，第5跖趾关节近端，赤白肉际处。

取穴方法：俯卧位或正坐位，在足外侧缘，触摸到第5跖趾关节，在其近心端赤白肉际处取束骨（图10-13）。

定位：在跖区，第5跖趾关节远端，赤白肉际处。

取穴方法：俯卧位，在足外侧缘，触摸到第5跖趾关节，在其远心端赤白肉际处取足通谷（图10-13）。

定位：在足趾，小趾末节外侧，趾甲根角侧后方0.1寸（指寸）。

取穴方法（图10-13）

方法1：俯卧位，于足小趾外侧趾甲角侧上方（沿角平分线方向）0.1寸处取至阴。

方法2：俯卧位，足小趾外侧缘做一直线，于爪甲基底缘做一水平线，两线相交处取至阴。

五、针刺安全操作提示及正确操作要点

1. 睛明

进针时要轻缓，刺到一定深度（0.5～1寸）后不宜提插捻转，以防刺破眼内血管而引起出血、血肿等。

正确操作方法：嘱患者闭目，医者押手轻轻向外侧固定眼球，刺手持针，于眶缘和眼球之间缓慢直刺0.5～1寸。出针后按压针孔片刻，以防出血。针具宜细。若出针后眼周出现青紫血肿应即用压迫和冷敷止血，待血止后嘱患者回家后以热敷帮助血肿的吸收。

2. 背部腧穴

不宜深刺，以免伤及肺脏引起气胸。

正确操作方法：斜刺0.5～0.8寸。

第十一章

足少阴肾经腧穴取穴技巧

一、经脉循行概要

足少阴肾经经脉由 2 条主脉和 1 条支脉构成。

主脉 1：起于小趾之下→足心→舟骨粗隆之下→内踝之后
→足跟→小腿内侧→腘窝内侧→大腿内侧后缘→贯脊→肾→
膀胱。

主脉 2：从肾→肝→膈→肺中→喉咙→舌根旁。

支脉：从肺别出 → 心 → 胸中 → 接手厥阴心包经。

体表循行线：起于足心（涌泉） → 舟骨粗隆之下 → 内踝
后 → 足跟 → 下肢内侧后缘 → 腹部前正中线旁开 0.5 寸 → 胸
部前正中线旁开 2 寸 → 止于锁骨下缘（俞府）。

联系的脏腑及组织器官：肾、膀胱、肝、肺、心；喉咙、
舌根。

二、腧穴概要

1. 腧穴数目

足少阴肾经分布有 27 个腧穴。起穴为涌泉，末穴为俞府。

2. 腧穴名称

足少阴肾经腧穴名称见表 11-1。

表 11-1　足少阴肾经腧穴

代码	穴名	拼音	特定穴类属
KI 1	涌泉	Yǒngquán	井穴
KI 2	然谷	Rángǔ	荥穴
KI 3	太溪	Tàixī	输穴；原穴
KI 4	大钟	Dàzhōng	络穴
KI 5	水泉	Shuǐquán	郄穴
KI 6	照海	Zhàohǎi	八脉交会穴；通阴跷脉
KI 7	复溜	Fùliū	经穴
KI 8	交信	Jiāoxìn	阴跷脉之郄穴
KI 9	筑宾	Zhùbīn	阴维脉之郄穴
KI 10	阴谷	Yīngǔ	合穴
KI 11	横骨	Hénggǔ	
KI 12	大赫	Dàhè	
KI 13	气穴	Qìxué	
KI 14	四满	Sìmǎn	
KI 15	中注	Zhōngzhù	
KI 16	肓俞	Huāngshū	
KI 17	商曲	Shāngqū	
KI 18	石关	Shíguān	
KI 19	阴都	Yīndū	
KI 20	腹通谷	Fùtōnggǔ	
KI 21	幽门	Yōumén	
KI 22	步廊	Bùláng	
KI 23	神封	Shénfēng	
KI 24	灵墟	Língxū	
KI 25	神藏	Shéncáng	
KI 26	彧中	Yùzhōng	
KI 27	俞府	Shūfǔ	

三、常用体表解剖标志和骨度分寸

1. 体表解剖标志

足部：足心凹陷、舟骨粗隆等。

内踝部：内踝尖。

小腿部：跟腱、胫骨内侧面后缘等。

腘窝部：半腱肌肌腱、半膜肌肌腱、腘横纹等。

腹部：脐、前正中线。

胸部：前正中线、锁骨、肋间隙等。

【注释】

（1）足心凹陷：在足底第2、3趾缝纹端与足跟连线的前1/3与后2/3交点处。

（2）舟骨粗隆：内踝前下方的骨性突起处。

（3）半腱肌肌腱、半膜肌肌腱：附于胫骨上端的内侧，在腘窝部内侧可触及两肌腱，作为腘窝的内上界。其中较表浅的是半腱肌肌腱，相对较深的是半膜肌肌腱。

（4）腘横纹：在腘窝呈横行的皱纹。

2.体表骨度分寸

下肢：胫骨内侧髁下方至内踝尖为13寸；髌尖至内踝尖为15寸。

胸部：脐中至耻骨联合上缘为5寸；胸剑联合中点至脐中为8寸；两乳头之间为8寸。

四、腧穴定位与取穴方法

涌泉

定位：在足底，屈足卷趾时足心最凹陷中。

取穴方法（图11–1）

方法1：仰卧位，将足底第2、3趾蹼缘与足跟连线分为三等份，于前1/3与后2/3交点凹陷中取涌泉。

方法2：仰卧位，于屈足卷趾时，在足底心最凹陷中取涌泉。

定位：在足内侧，足舟骨粗隆下方，赤白肉际处。

取穴方法：仰卧位，足内踝前下方骨性凸起为舟骨粗隆，于舟骨粗隆最凸点下方赤白肉际处取然谷（图11-2）。

定位：在踝区，内踝尖与跟腱之间的凹陷中。

取穴方法：仰卧位，于内踝尖与跟腱之间的凹陷中取太溪（图11-2）。

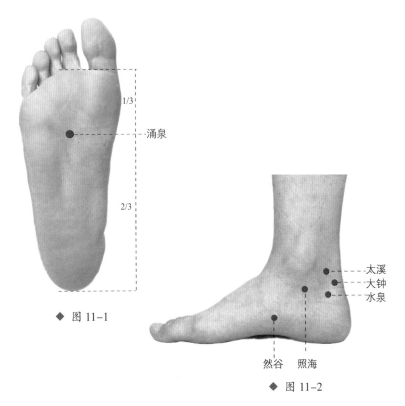

1/3

涌泉

2/3

◆ 图 11-1

太溪

大钟

水泉

然谷   照海

◆ 图 11-2

定位：在跟区，内踝后下方，跟骨上缘，跟腱附着部前缘凹陷中。

取穴方法：仰卧位，自足跟向上触及跟骨上缘做一水平线，跟腱前缘做一垂线，于两线交点处取大钟（图 11-2）。

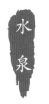

定位：在跟区，太溪直下 1 寸，跟骨结节内侧凹陷中。

取穴方法：仰卧位，将太溪与足底之间分为三等份，于上 1/3 与下 2/3 交点处，跟骨结节内侧凹陷中取水泉（图 11-2）。

定位：在踝区，内踝尖下 1 寸，内踝下缘边际凹陷中。

取穴方法（图 11-2）

方法 1：仰卧位，于内踝尖与足底连线的上 1/3 与下 2/3 交点处取照海。

方法 2：仰卧位，直对内踝高点，内踝下缘凹陷处取照海。

定位：在小腿内侧，内踝尖上 2 寸，跟腱的前缘。

取穴方法（图 11-3）

方法 1：仰卧位，将胫骨内侧髁下方凹陷与内踝尖之间 13 寸结合拇指同身寸减 1 寸，取到内踝尖上 12 寸，六等分后取 2 寸，于跟腱的前缘取复溜。

方法 2：仰卧位，将腘横纹水平与内踝尖之间五等分，可取到内踝尖上 3 寸，再将其三等分，下 2/3 与上 1/3 交点处，于跟腱的前缘取复溜。

方法 3：仰卧位，于内踝尖上方结合一夫法，取 3 寸，再将其三等分，于上 1/3 与下 2/3 交点，跟腱的前缘处取复溜。

交信

定位：在小腿内侧，内踝尖上 2 寸，胫骨内侧缘后际凹陷中。

取穴方法（图 11-3）

方法 1：仰卧位，将胫骨内侧髁下方凹陷与内踝尖之间 13 寸结合拇指同身寸减 1 寸，取到内踝尖上 12 寸，六等分后取 2 寸，于胫骨内侧缘后际凹陷中取交信。

方法 2：仰卧位，将腘横纹水平与内踝尖之间五等分，可取到内踝尖上 3 寸，再将其三等分，在下 2/3 与上 1/3 交点处，于胫骨内侧缘后际凹陷中取交信。

方法 3：仰卧位，于内踝尖上方结合一夫法，取内踝尖上 3 寸，再将其三等分，在上 1/3 与下 2/3 交点处，胫骨内侧缘后际凹陷中取交信。

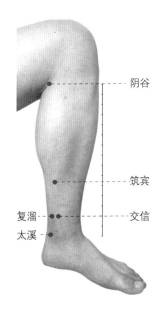

阴谷

筑宾

复溜 ——　—— 交信

太溪

◆ 图 11-3

方法 4：仰卧位，在复溜穴处做一水平线，与胫骨内侧缘后际这条纵线交点处取交信。

方法 5：仰卧位，复溜前 0.5 寸，胫骨内侧面的后缘取交信。

定位：在小腿内侧，太溪直上 5 寸，比目鱼肌与跟腱之间。

取穴方法（图 11-3）

方法 1：仰卧位，将腘横纹与内踝尖之间三等分，取内踝尖上 5 寸水平，腓肠肌内下方取筑宾。

方法 2：仰卧位，将胫骨内侧髁下方凹陷与内踝尖 13 寸结合一夫法，取内踝尖上 10 寸，将其折半即内踝尖上 5 寸，于太溪直上，比目鱼肌与跟腱之间取筑宾。

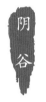

定位：在膝后区，腘横纹上，半腱肌肌腱外侧缘。

取穴方法：屈膝，在腘横纹内侧端，可触摸到半膜肌肌腱与半腱肌肌腱，在两肌腱外侧取阴谷（图 11-3）。

定位：在下腹部，脐中下 5 寸，前正中线旁开 0.5 寸。

取穴方法（图 11-4）

方法 1：仰卧位，肩胛骨喙突与前正中线之间为 6 寸，取前正中线旁开 0.5 寸做一垂线，耻骨联合上缘做一水平线，于两线交点处取横骨。

方法 2：仰卧位，乳头（男性）或锁骨中线（女性）与前正中线之间为 4 寸，取前正中线旁开 0.5 寸做一垂线，取耻骨联合上缘做一水平线，于两线交点处取横骨。

大赫

定位：在下腹部，脐中下 4 寸，前正中线旁开 0.5 寸。

取穴方法（图 11-4）

方法 1：仰卧位，肩胛骨喙突与前正中线之间为 6 寸，取前正中线旁开 0.5 寸做一垂线，脐中下 4 寸做一水平线，于两线交点处取大赫。

方法 2：仰卧位，乳头（男性）或锁骨中线（女性）与前正中线之间为 4 寸，取前正中线旁开 0.5 寸做一垂线，脐中下 4 寸做一水平线，于两线交点处取大赫。

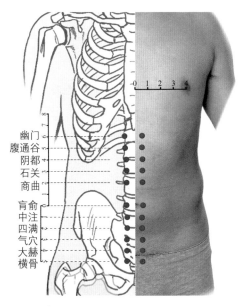

幽门
腹通谷
阴都
石关
商曲

肓俞
中注
四满
气穴
大赫
横骨

◆ 图 11-4

气穴

定位：在下腹部，脐中下 3 寸，前正中线旁开 0.5 寸。

取穴方法（图 11-4）

方法 1：仰卧位，肩胛骨喙突与前正中线之间为 6 寸，取前正中线旁开 0.5 寸做一垂线，脐中下 3 寸做一水平线，于两线交点处取气穴。

方法 2：仰卧位，乳头（男性）或锁骨中线（女性）与前正中线之间为 4 寸，取前正中线旁开 0.5 寸做一垂线，取脐中下 3 寸做一水平线，于两线交点处取气穴。

四满

定位：在下腹部，脐中下 2 寸，前正中线旁开 0.5 寸。

取穴方法（图 11-4）

方法 1：仰卧位，肩胛骨喙突与前正中线之间为 6 寸，取前正中线旁开 0.5 寸做一垂线，脐中下 2 寸做一水平线，于两线交点处取四满。

方法 2：仰卧位，乳头（男性）或锁骨中线（女性）与前正中线之间为 4 寸，取前正中线旁开 0.5 寸做一垂线，取脐中下 2 寸做一水平线，于两线交点取四满。

中注

定位：在下腹部，脐中下 1 寸，前正中线旁开 0.5 寸。

取穴方法（图 11-4）

方法 1：仰卧位，肩胛骨喙突与前正中线之间为 6 寸，取前正中线旁开 0.5 寸做一垂线，脐中下 1 寸做一水平线，于两线交点处取中注。

方法 2：仰卧位，乳头（男性）或锁骨中线（女性）与前正中线之间为 4 寸，取前正中线旁开 0.5 寸做一垂线，脐中下 1 寸做一水平线，于两线交点处取中注。

肓俞

定位：在腹部，脐中旁开 0.5 寸。

取穴方法（图 11-4）

方法 1：仰卧位，肩胛骨喙突与前正中线之间为 6 寸，取前正中线旁开 0.5 寸做一垂线，脐中做一水平线，于两线交点处取肓俞。

方法 2：仰卧位，乳头（男性）或锁骨中线（女性）与前正中线之间为 4 寸，取前正中线旁开 0.5 寸做一垂线，脐中做一水平线，于两线交点处取肓俞。

商曲

定位：在上腹部，脐中上 2 寸，前正中线旁开 0.5 寸。

取穴方法（图 11-4）

方法 1：仰卧位，肩胛骨喙突与前正中线之间为 6 寸，取前正中线旁开 0.5 寸做一垂线，取脐中上 2 寸做一水平线，于两线交点处取商曲。

方法 2：仰卧位，乳头（男性）或锁骨中线（女性）与前正中线之间为 4 寸，取前正中线旁开 0.5 寸做一垂线，取脐中上 2 寸做一水平线，于两线交点处取商曲。

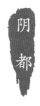

石关

定位：在上腹部，脐中上 3 寸，前正中线旁开 0.5 寸。

取穴方法（图 11-5）

方法 1：仰卧位，肩胛骨喙突与前正中线之间为 6 寸，取前正中线旁开 0.5 寸做一垂线，取脐中上 3 寸做一水平线，于两线交点处取石关。

方法 2：仰卧位，乳头（男性）或锁骨中线（女性）与前正中线之间为 4 寸，取前正中线旁开 0.5 寸做一垂线，取脐中上 3 寸做一水平线，于两线交点处取石关。

阴都

定位：在上腹部，脐中上 4 寸，前正中线旁开 0.5 寸。

取穴方法（图 11-5）

方法 1：仰卧位，肩胛骨喙突与前正中线之间

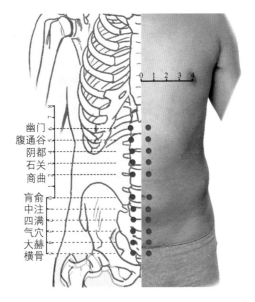

幽门
腹通谷
阴都
石关
商曲

肓俞
中注
四满
气穴
大赫
横骨

◆ 图 11-5

为 6 寸，取前正中线旁开 0.5 寸做一垂线，取脐中上 4 寸做一水平线，于两线交点处取阴都。

方法 2：仰卧位，乳头（男性）或锁骨中线（女性）与前正中线之间为 4 寸，取前正中线旁开 0.5 寸做一垂线，取脐中上 4 寸做一水平线，于两线交点处取阴都。

定位：在上腹部，脐中上 5 寸，前正中线旁开 0.5 寸。

取穴方法（图 11-5）

方法 1：仰卧位，肩胛骨喙突与前正中线之间为 6 寸，取前正中线旁开 0.5 寸做一垂线，取脐中上 5 寸做一水平线，于两线交点处取腹通谷。

方法 2：仰卧位，乳头（男性）或锁骨中线（女性）与前正中线之间为 4 寸，取前正中线旁开 0.5 寸做一垂线，取脐中上 5 寸做一水平线，于两线交点处取腹通谷。

定位：在上腹部，脐中上 6 寸，前正中线旁开 0.5 寸。

取穴方法（图 11-5）

方法 1：仰卧位，肩胛骨喙突与前正中线之间为 6 寸，取前正中线旁开 0.5 寸做一垂线，取脐中上 6 寸做一水平线，于两线交点处取幽门。

方法 2：仰卧位，乳头（男性）或锁骨中线（女性）与前正中线之间为 4 寸，取前正中线旁开 0.5 寸做一垂线，取脐中上 6 寸做一水平线，于两线交点处取幽门。

步廊

定位：在胸部，第 5 肋间隙，前正中线旁开 2 寸。

取穴方法（图 11-6）

方法 1：仰卧位，男性将前正中线与乳头之间 4 寸二等分；女性将前正中线与锁骨中线之间二等分，取前正中线旁开 2 寸，再根据胸骨角确定第 2 肋，向下摸至第 5 肋间隙处取步廊。

方法 2：仰卧位或正坐位，先根据胸骨角确定第 2 肋，向下推至第 5 肋间隙处，再将喙突内侧缘与前正中线之间 6 寸三等分，于外 1/3 与内 2/3 交点处即为正中线旁开 2 寸处取步廊。

神封

定位：在胸部，第 4 肋间隙，前正中线旁开 2 寸。

取穴方法（图 11-6）

方法 1：仰卧位，男性将前正中线与乳头之间 4 寸二等分；女性将前正中线与锁骨中线之间二等分，取前正中线旁开 2 寸，再根据胸骨角确定第 2 肋，向下摸至第 4 肋间隙

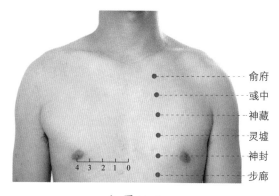

俞府
彧中
神藏
灵墟
神封
步廊

◆ 图 11-6

处取神封。

方法2：仰卧位或正坐位，先根据胸骨角确定第2肋，向下推至第4肋间隙处，再将喙突内侧缘与前正中线之间6寸三等分，于外1/3与内2/3交点处即为前正中线旁开2寸处取神封。

灵墟

定位：在胸部，第3肋间隙，前正中线旁开2寸。

取穴方法（图11-6）

方法1：仰卧位，男性将前正中线与乳头之间4寸二等分；女性将前正中线与锁骨中线之间二等分，取前正中线旁开2寸，再根据胸骨角确定第2肋，向下摸至第3肋间隙处取灵墟。

方法2：仰卧位或正坐位，先根据胸骨角确定第2肋，向下推至第3肋间隙处，再将喙突内侧缘与前正中线之间6寸三等分，于外1/3与内2/3交点处即为前正中线旁开2寸处取灵墟。

神藏

定位：在胸部，第2肋间隙，前正中线旁开2寸。

取穴方法（图11-6）

方法1：仰卧位，男性将前正中线与乳头之间4寸二等分；女性将前正中线与锁骨中线之间二等分，取前正中线旁开2寸，再根据胸骨角确定第2肋，向下摸至肋间隙处取神藏。

方法2：仰卧位或正坐位，先根据胸骨角确定第2肋，向下推至肋间隙处，再将喙突内侧缘与前正中线之间6寸三等分，于外1/3与内2/3交点处即为前正中线旁开2寸处取神藏。

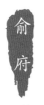

定位：在胸部，第 1 肋间隙，前正中线旁开 2 寸。

取穴方法（图 11-6）

方法 1：仰卧位，男性将前正中线与乳头之间 4 寸二等分；女性将前正中线与锁骨中线之间二等分，取前正中线旁开 2 寸，再根据胸骨角确定第 2 肋，向上摸至第 1 肋间隙处取或中。

方法 2：仰卧位或正坐位，先根据胸骨角确定第 2 肋，向上推至第 1 肋间隙处，再将喙突内侧缘与前正中线之间 6 寸三等分，于外 1/3 与内 2/3 交点处即为前正中线旁开 2 寸处取或中。

定位：在胸部，锁骨下缘，前正中线旁开 2 寸。

取穴方法（图 11-6）

方法 1：仰卧位，男性将前正中线与乳头之间 4 寸二等分；女性将前正中线与锁骨中线之间二等分，于前正中线旁开 2 寸，锁骨下方凹陷处取俞府。

方法 2：仰卧位或正坐位，先确定锁骨下方凹陷处，再将喙突内侧缘与前正中线之间 6 寸三等分，于外 1/3 与内 2/3 交点处即为前正中线旁开 2 寸处取俞府。

五、针刺安全操作提示及正确操作要点

1. 步廊、神封、灵墟、神藏、或中、俞府

不可直刺、深刺，以免伤及心、肺。

正确操作方法：斜刺或平刺 0.5 ～ 0.8 寸。

2. 横骨、大赫、气穴、四满、中注

孕妇慎用。

第十二章

手厥阴心包经腧穴取穴技巧

一、经脉循行概要

手厥阴心包经经脉由 1 条主脉和 2 条支脉构成。

主脉：起于胸中→心包→膈→三焦。

支脉 1：从胸别出 →胁部→ 腋下→上肢内侧中间→掌中→沿中指出于末端。

支脉 2：从掌中别出 →沿无名指尺侧出于末端→接手少阳三焦经。

体表循行线：起于乳旁→ 行于上肢内侧中间，行于两筋之间→掌中→止于中指尖端。

联系的脏腑及组织器官：心包、三焦。

二、腧穴概要

1.腧穴数目

手厥阴心包经分布有 9 个腧穴。起穴为天池，末穴为中冲。

2.腧穴名称

手厥阴心包经腧穴名称见表 12-1。

表 12-1　手厥阴心包经腧穴

代码	穴名	拼音	特定穴类属
PC1	天池	Tiānchí	
PC2	天泉	Tiānquán	
PC3	曲泽	Qūzé	合穴
PC4	郄门	Xìmén	郄穴
PC5	间使	Jiānshǐ	经穴
PC6	内关	Nèiguān	络穴；八脉交会穴，通阴维脉
PC7	大陵	Dàlíng	输穴；原穴
PC8	劳宫	Láogōng	荥穴
PC9	中冲	Zhōngchōng	井穴

三、常用体表解剖标志和骨度分寸

1. 体表解剖标志

胸部：乳头、第4肋间隙等。

上臂部：腋前纹头、肱二头肌、肱二头肌腱、肘横纹等。

前臂部：掌长肌腱、桡侧腕屈肌腱、腕掌横纹等。

手部：第2、3掌骨，中指端等。

【注释】

（1）掌长肌腱：起自肱骨内上髁，向下以长腱止于掌腱膜。

（2）桡侧腕屈肌腱：起自肱骨内上髁，止于第2掌骨基底前面。

2. 体表骨度分寸

上臂：腋前、后纹头至肘横纹（平肘尖）为9寸。

前臂：肘横纹至腕掌侧（背侧）横纹为12寸。

四、腧穴定位与取穴方法

天池

定位：在胸部，第 4 肋间隙，前正中线旁开 5 寸。

取穴方法（图 12-1）

方法 1：仰卧位，前正中线与肩胛骨喙突内侧缘之间为 6 寸，六等分后取 5 寸。沿胸骨上窝从上向下推，寻到胸骨角，横平第 2 肋，依次向下推至第 4 肋下方的凹陷为肋间隙，沿肋间隙做一弧线，垂线与弧形线交点处取天池。

方法 2：仰靠坐位或仰卧位，于乳头外侧旁开 1 寸，第 4 肋间隙处取天池。

天泉

定位：在臂前区，腋前纹头下 2 寸，肱二头肌的长、短头之间。

取穴方法：仰掌，肘部微弯曲。在腋前纹头与肘横纹之间做一连线，先取连线的上 1/3 与下 2/3 交点（即腋前纹头下 3 寸），在此交点与腋前纹头连线上 2/3 与下 1/3 的交点处即腋前纹头下 2 寸，肱二头肌长、短头之间取天泉（图 12-1）。

曲泽

定位：在肘前区，肘横纹上，肱二头肌腱的尺侧缘凹陷中。

取穴方法：仰掌，肘部微弯曲，于肘横纹上，肱二头肌腱的尺侧缘取曲泽（图 12-1）。

郄门

定位：在前臂前区，腕掌侧远端横纹上 5 寸，掌长肌腱与桡侧腕屈肌腱之间。

取穴方法：伸臂仰掌，将肘横纹与腕横纹连线十二等分，每等份为 1 寸，取腕掌侧远端横纹上 5 等份；握拳屈腕，于掌长肌腱与桡侧腕屈肌腱中央处取郄门（图 12-2 ）。

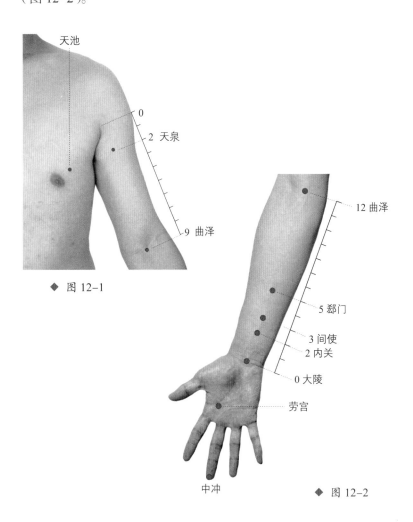

◆ 图 12-1

◆ 图 12-2

间使

定位：在前臂前区，腕掌侧远端横纹上 3 寸，掌长肌腱与桡侧腕屈肌腱之间。

取穴方法（图 12–2）

方法 1：伸臂仰掌，将肘横纹与腕横纹连线四等分，每等份为 3 寸，取腕掌侧远端横纹上 1 等份；握拳屈腕，于掌长肌腱与桡侧腕屈肌腱中央处取间使。

方法 2：伸臂仰掌，一夫法取腕掌侧远端横纹上 3 寸；握拳屈腕，于掌长肌腱与桡侧腕屈肌腱中央处取间使。

内关

定位：在前臂前区，腕掌侧远端横纹上 2 寸，掌长肌腱与桡侧腕屈肌腱之间。

取穴方法（图 12–2）

方法 1：伸臂仰掌，将肘横纹与腕横纹连线六等分，每等份为 2 寸，取腕掌侧远端横纹上 1 等份；握拳屈腕，于掌长肌腱与桡侧腕屈肌腱中央处取内关。

方法 2：伸臂仰掌，一夫法取 3 寸，再分成 3 等份，取腕掌侧远端横纹上 2 寸；握拳屈腕，于掌长肌腱与桡侧腕屈肌腱中央处取内关。

大陵

定位：在腕前区，腕掌侧远端横纹中，掌长肌腱与桡侧腕屈肌腱之间。

取穴方法（图 12–2）

方法 1：伸臂仰掌屈腕，腕掌侧远端横纹中央取掌长肌腱，于掌长肌腱与桡侧腕屈肌腱中央处取大陵。

方法 2：伸臂仰掌，于腕掌侧远端横纹中点处取大陵。

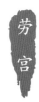

定位：在掌区，横平第 3 掌指关节近端，第 2、3 掌骨之间偏于第 3 掌骨。

取穴方法：仰掌，手部第 2、3 掌骨之间偏于第 3 掌骨，握拳屈指时中指尖处取劳宫（图 12-2）。

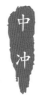

定位：在手指，中指末端最高点。

取穴方法：微握拳，距中指中央指甲游离缘 0.1 寸处取中冲（图 12-2）。

五、针刺安全操作提示及正确操作要点

1. 天池

不可向内深刺，以免误入胸腔，造成气胸。

正确操作方法：向外斜刺或平刺 0.5 ～ 0.8 寸。

2. 内关

桡侧有正中神经干，刺中可产生向手指尖的触电感。若造成正中神经损伤，可影响拇指外展、屈曲和对掌，指端温、痛、触觉消失，桡动脉搏动减弱。

正确操作方法：直刺 0.5 ～ 1 寸，患者有触电感时即向浅部退针。

第十三章

手少阳三焦经腧穴取穴技巧

一、经脉循行概要

手少阳三焦经经脉由 1 条主脉和 2 条支脉构成。

主脉：起于无名指之端→上肢外侧中间→肩背部→缺盆→胸中→心包→三焦。

支脉 1：从胸中别出→出缺盆→上项→耳后→耳上→面颊→目眶下。

支脉 2：从耳后别出→耳中→耳前→面颊→目外眦→接足少阳胆经。

体表循行线：起于无名指尺侧末端→沿手背第 4、5 掌骨之间→行于前臂外侧（尺骨与桡骨）中间→过肘尖→经上臂外侧中间→上达肩部→上颈→从耳后上行至耳上角→耳前→眉梢→止于目外眦。

联系的脏腑及组织器官：三焦、心包；耳、目。

二、腧穴概要

1. 腧穴数目

手少阳三焦经分布有 23 个腧穴。起穴为关冲，末穴为丝竹空。

2. 腧穴名称

手少阳三焦经的腧穴名称见表 13-1。

表 13-1 手少阳三焦经腧穴

代码	穴名	拼音	特定穴类属
TE 1	关冲	Guānchōng	井穴
TE 2	液门	Yèmén	荥穴
TE 3	中渚	Zhōngzhǔ	输穴
TE 4	阳池	Yángchí	原穴
TE 5	外关	Wàiguān	络穴；八脉交会穴，通阳维脉
TE 6	支沟	Zhīgōu	经穴
TE 7	会宗	Huìzōng	郄穴
TE 8	三阳络	Sānyángluò	
TE 9	四渎	Sìdú	
TE10	天井	Tiānjǐng	合穴
TE11	清冷渊	Qīnglíngyuān	
TE12	消泺	Xiāoluò	
TE13	臑会	Nàohuì	
TE14	肩髎	Jiānliáo	
TE15	天髎	Tiānliáo	
TE16	天牖	Tiānyǒu	
TE17	翳风	Yìfēng	
TE18	瘈脉	Chìmài	
TE19	颅息	Lúxī	
TE20	角孙	Jiǎosūn	
TE21	耳门	Ěrmén	
TE22	耳和髎	Ěrhéliáo	
TE23	丝竹空	Sīzhúkōng	

三、常用体表解剖标志和骨度分寸

1. 体表解剖标志

手部：指甲根角，第 4、5 掌指关节等。

腕部：腕背侧远端横纹、指伸肌腱等。

前臂部：桡骨、尺骨等。

上臂部：尺骨鹰嘴、肱骨内上髁、肱骨外上髁、三角肌等。

肩部：肩峰、肱骨大结节、肩胛骨等。

颈侧部：乳突、胸锁乳突肌、下颌角、下颌骨髁状突等。

耳部：耳郭、耳根、耳尖、耳屏上切迹等。

头侧部：鬓角发际、颞浅动脉、眉梢等。

【注释】

（1）腕背侧远端横纹：腕背屈，在腕背侧出现2～3条横行的皮肤皱纹，分别称近侧横纹、中间横纹和远侧横纹。取穴时应以在腕关节上的腕背侧远端横纹为准。

（2）指伸肌腱：自尺侧近侧端横纹前面及骨间膜上部，肌腱向下移行为4个肌腱。

（3）桡骨：在前臂外侧部，分为一体两端，上端细小，下端粗大，上端有稍膨大的桡骨头。

（4）肱骨：在臂部，分为一体和两端，上端为半球形的肱骨头，中部外侧面有一粗糙呈"V"形的三角肌，下端当屈肘时可突出一高点为尺骨鹰嘴，外上侧和内上侧各有一个突起，分别为肱骨外上髁和肱骨内上髁。

（5）肩峰：肩关节部的最高点处。在肩胛冈的外侧端，向前外展时，在高耸的关节盂上方。

（6）肱骨大结节：垂臂时肩关节屈角外下方所扪得之高骨。

（7）耳屏上切迹：耳屏与耳轮之间的凹陷处。

2.体表骨度分寸

上臂：腋前、后纹头至肘横纹（平肘尖）为9寸。

前臂：肘横纹（肘尖）至腕背侧远端横纹为 12 寸。

四、腧穴定位与取穴方法

关冲

定位：在手指，第 4 指末节尺侧，指甲根角侧上方 0.1 寸（指寸）。

取穴方法（图 13-1）

方法 1：伸掌，第 4 指末节尺侧上方（沿角平分线方向）0.1 寸处取关冲。

方法 2：伸掌，沿第 4 指末节尺侧缘做一直线，于爪甲基底缘做一水平线，两线相交处取关冲。

液门

定位：在手背，第 4、5 指间，指蹼缘上方赤白肉际凹陷中。

取穴方法：

俯掌，手指张开，在第 4、5 指间指蹼缘后方赤白肉际凹陷中取液门（图 13-1）。

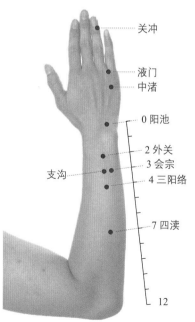

关冲

液门

中渚

0 阳池

2 外关

3 会宗

支沟

4 三阳络

7 四渎

12

◆ 图 13-1

定位：在手背，第 4、5 掌骨间，第 4 掌指关节近端凹陷中。

取穴方法：俯掌，在第 4、5 掌指关节之间的后方凹陷处取中渚（图 13-1）。

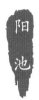

定位：在腕后区，腕背侧远端横纹上，指伸肌腱的尺侧缘凹陷中。

取穴方法：俯掌，手腕背伸，在腕背侧远端横纹上，指伸肌腱的尺侧缘凹陷中取阳池（图 13-1）。

定位：在前臂后区，腕背侧远端横纹上 2 寸，尺骨与桡骨间隙中点。

取穴方法（图 13-1）

方法 1：微屈肘，将阳池与肘尖连线六等分，每等份为 2 寸，于腕背侧远端横纹上 1 等份，尺骨与桡骨间隙中点取外关。

方法 2：微屈肘，结合拇指同身寸法，于腕背侧远端横纹上 2 寸，尺骨与桡骨间隙中点取外关。

定位：在前臂后区，腕背侧远端横纹上 3 寸，尺骨与桡骨间隙中点。

取穴方法（图 13-1）

方法 1：微屈肘，将阳池与肘尖连线四等分，每等份为 3 寸，于腕背侧远端横纹上 3 寸，尺骨与桡骨间隙中点取支沟。

方法 2：微屈肘，结合一夫法，于腕背侧远端横纹上 3 寸，尺骨与桡骨间隙中点取支沟。

会宗 定位：在前臂后区，腕背侧远端横纹上 3 寸，尺骨的桡侧缘。

取穴方法（图 13-1）

方法 1：微屈肘，将阳池与肘尖连线四等分，每等份为 3 寸，于腕背侧远端横纹上 3 寸，尺骨的桡侧缘取会宗。

方法 2：微屈肘，结合一夫法，于腕背侧远端横纹上 3 寸，尺骨的桡侧缘取会宗。

三阳络 定位：在前臂后区，腕背侧远端横纹上 4 寸，尺骨与桡骨间隙中点。

取穴方法：微屈肘，将阳池与肘尖连线三等分，每等份为 4 寸，于腕背侧远端横纹上 1 等份，尺骨与桡骨间隙中点取三阳络（图 13-1）。

四渎 定位：在前臂后区，肘尖下 5 寸，尺骨与桡骨间隙中点。

取穴方法（图 13-1）

方法 1：微屈肘，将阳池与肘尖连线中点略向上 1 寸，即肘尖下 5 寸，尺骨与桡骨间隙中点取四渎。

方法 2：微屈肘，将阳池与肘尖连线上 1/3 与下 2/3 交点处略向下 1 寸，即肘尖下 5 寸，尺骨与桡骨间隙中点取四渎。

天井

定位：在肘后区，肘尖上 1 寸凹陷中。

取穴方法（图 13-2）

方法 1：上肢自然下垂并微屈肘，在肩胛骨肩峰后下方找到肩胛角，将肘尖与肩胛角做一连线，连线上平腋后纹头处与肘尖之间为 9 寸，于肘尖上 1 寸凹陷中取天井。

方法 2：上肢自然下垂并微屈肘，结合拇指同身寸，于肘尖上 1 寸凹陷中取天井。

方法 3：上肢自然下垂，操作者一手食指按于被操作者肘尖处，令其上肢微屈肘，指下出现凹陷处取天井。

清冷渊

定位：在臂后区，肘尖与肩峰角连线上，肘尖上 2 寸。

取穴方法（图 13-2）

方法 1：上肢自然下垂并微屈肘，在肩胛骨肩峰后下方找到肩胛角，将肘尖与肩胛角做一连线，连线上平腋

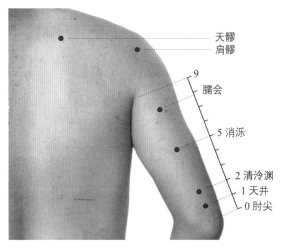

天髎
肩髎
9
臑会
5 消泺
2 清冷渊
1 天井
0 肘尖

◆ 图 13-2

后纹头处与肘尖之间 9 寸九等分，每等份为 1 寸，于肘尖上 2 等份凹陷中取清冷渊。

方法 2：天井穴直上 1 寸处取清冷渊。

消泺

定位：在臂后区，肘尖与肩峰角连线上，肘尖上 5 寸。

取穴方法（图 13-2）

方法 1：上肢自然下垂并微屈肘，在肩胛骨肩峰后下方找到肩胛角，将肘尖与肩胛角做一连线，连线上平腋后纹头处与肘尖之间 9 寸九等分，每等份为 1 寸，于肘尖上 5 等份凹陷中取消泺。

方法 2：上肢自然下垂并微屈肘，肘尖与肩髎连线上，臑会与清冷渊连线的中点取消泺。

臑会

定位：在臂后区，肩峰角下 3 寸，三角肌的后下缘。

取穴方法：上肢自然下垂并微屈肘，采用一夫法取 3 寸，在肩峰角下，三角肌的后下缘取臑会（图 13-2）。

肩髎

定位：在三角肌区，肩峰角与肱骨大结节两骨间凹陷中。

取穴方法（图 13-2）

方法 1：上肢自然下垂，在肩胛骨肩峰后下方找到肩胛角，肩胛角与肱骨大结节两骨间凹陷中取肩髎。

方法 2：上臂外展，肩关节部可呈现两个凹陷，肩峰后下方的凹陷中取肩髎。

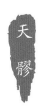

定位：在肩胛区，肩胛骨上角骨际凹陷中。

取穴方法（图 13-2）

方法 1：正坐垂肩，在肩胛骨内侧上部找到肩胛骨上角，在肩胛骨上角旁的凹陷中取天髎。

方法 2：正坐垂肩，先取肩峰与大椎连线中点的肩井，再取肩胛冈内侧端上缘凹陷中的曲垣，在肩井与曲垣连线的中点取天髎。

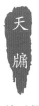

定位：在颈部，横平下颌角，胸锁乳突肌的后缘凹陷中。

取穴方法：正坐，头微转向对侧，显示胸锁乳突肌，平下颌角水平的后方，胸锁乳突肌后缘取天牖（图 13-3）。

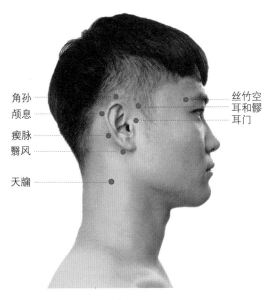

角孙
颅息
瘈脉
翳风

丝竹空
耳和髎
耳门

天牖

◆ 图 13-3

定位：在颈部，耳垂后方，乳突下端前方凹陷中。

取穴方法（图 13-3）

方法 1：正坐，耳垂的后方，乳突下端前方凹陷中取翳风。

方法 2：正坐，耳垂后方，乳突与下颌角之间凹陷中取翳风。

定位：在头部，乳突中央，角孙与翳风沿耳轮弧形连线的上 2/3 与下 1/3 的交点处。

取穴方法：正坐，在耳尖直上入发际处取角孙，由翳风至角孙沿耳轮做一弧形连线，并将其长度分为三等份，在弧线的上 2/3 和下 1/3 交点处取瘈脉（图13-3）。

定位：在头部，角孙与翳风沿耳轮弧形的上 1/3 与下 2/3 的交点处。

取穴方法：正坐，在耳尖直上入发际处取角孙，由翳风至角孙沿耳轮做一弧形连线，并将其长度分为三等份，在弧线的上 1/3 和下 2/3 交点处取颅息（图13-3）。

定位：在头部，耳尖正对发际处。

取穴方法：正坐，将耳郭向前折合，以定耳尖，耳尖直上入发际处取角孙（图 13-3）。

定位：在耳区，耳屏上切迹与下颌骨髁突之间的凹陷中。

取穴方法：正坐，在耳屏上方找到耳屏上切迹，微张口，在耳屏上切迹与下颌骨髁状突之间的凹陷中取耳门（图 13-3）。

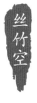

定位：在头部，鬓发后缘，耳郭根的前方，颞浅动脉的后缘。

取穴方法：正坐，在耳郭根上缘向前做一水平线，与鬓角发际后缘相交处取耳和髎（图 13-3）。

定位：在面部，眉梢凹陷中。

取穴方法：正坐，眉梢外侧端凹陷处取丝竹空（图 13-3）。

五、针刺安全操作提示及正确操作要点

1. 天牖、翳风

针感不宜过强，避免伤及神经，或产生较重的后遗感。

正确操作方法：直刺 0.5～1 寸，中等刺激量。

2. 耳门

不可直刺过深，注意避开血管。

正确操作方法：微张口，直刺 0.5～1 寸或向下平透听会。

3. 耳和髎

不可刺伤颞浅动脉。

正确操作方法：避开动脉，在颞浅动脉的后缘，斜刺或平刺 0.3～0.5 寸。

第十四章

足少阳胆经腧穴取穴技巧

一、经脉循行概要

足少阳胆经经脉由 1 条主脉和 3 条支脉构成。

主脉：起于目外眦→头角→耳后→颈→肩→缺盆→胸中→膈→肝→胆→少腹→股骨大转子→下肢外侧中间→外踝前下方→足背外侧→止于足第 4 趾末端。

支脉 1：从耳后 → 耳中 → 耳前→目外眦后。

支脉 2：从目外眦→大迎→目下颧部→颊车→颈→合于缺盆。

支脉 3：从足背上→大趾、次趾间→大趾端→接足厥阴肝经。

体表循行线：起于目外眦→ 耳前 → 上至颞部→ 经耳后→颈项→下行胸胁腹之侧→至髋关节→行下肢外侧中间→经外踝前下方→止于足第 4 趾外侧端。

联系的脏腑及组织器官：胆、肝；目、耳。

二、腧穴概要

1.腧穴数目

足少阳胆经分布有 44 个腧穴。起穴为瞳子髎，末穴为足窍阴。

2.腧穴名称

足少阳胆经腧穴名称见表14-1。

表 14-1　足少阳胆经腧穴

代码	穴名	拼音	特定穴类属
GB1	瞳子髎	Tóngzǐliáo	
GB2	听会	Tīnghuì	
GB3	上关	Shàngguān	
GB4	颔厌	Hànyàn	
GB5	悬颅	Xuánlú	
GB6	悬厘	Xuánlí	
GB7	曲鬓	Qūbìn	
GB8	率谷	Shuàigǔ	
GB9	天冲	Tiānchōng	
GB10	浮白	Fúbái	
GB11	头窍阴	Tóuqiàoyīn	
GB12	完骨	Wángǔ	
GB13	本神	Běnshén	
GB14	阳白	Yángbái	
GB15	头临泣	Tóulínqì	
GB16	目窗	Mùchuāng	
GB17	正营	Zhèngyíng	
GB18	承灵	Chénglíng	
GB19	脑空	Nǎokōng	
GB20	风池	Fēngchí	
GB21	肩井	Jiānjǐng	
GB22	渊腋	Yuānyè	
GB23	辄筋	Zhéjīn	
GB24	日月	Rìyuè	胆之募穴
GB25	京门	Jīngmén	肾之募穴
GB26	带脉	Dàimài	
GB27	五枢	Wǔshū	
GB28	维道	Wéidào	

续表

代码	穴名	拼音	特定穴类属
GB29	居髎	Jūliáo	
GB30	环跳	Huántiào	
GB31	风市	Fēngshì	
GB32	中渎	Zhōngdú	
GB33	膝阳关	Xīyángguān	
GB34	阳陵泉	Yánglíngquán	合穴，胆之下合穴，八会穴之筋会
GB35	阳交	Yángjiāo	阳维脉之郄穴
GB36	外丘	Wàiqiū	郄穴
GB37	光明	Guāngmíng	络穴
GB38	阳辅	Yángfǔ	经穴
GB39	悬钟	Xuánzhōng	八会穴之髓会
GB40	丘墟	Qiūxū	原穴
GB41	足临泣	Zúlínqì	输穴；八脉交会穴，通于带脉
GB42	地五会	Dìwǔhuì	
GB43	侠溪	Xiáxī	荥穴
GB44	足窍阴	Zúqiàoyīn	井穴

三、常用体表解剖标志和骨度分寸

1.体表解剖标志

头面部：目外眦、屏间切迹、下颌骨髁状突、颧弓、鬓角发际后缘、耳尖、耳根后缘、乳突、枕外隆凸等。

颈项肩部：胸锁乳突肌、斜方肌、第7颈椎棘突、肩峰等。

胸腹部：腋中线，第4、7肋间隙，第11、12肋游离端，脐等。

髋臀部：髂前上棘、股骨大转子、骶管裂孔等。

股膝部：股骨外上髁、腘横纹等

小腿部：腓骨头，腓骨前、后缘等。

足踝部：外踝尖（外踝最突起处），趾长伸肌腱，第 4、5 趾骨结合部，第 4、5 跖趾关节，第 5 趾长伸肌腱，趾蹼缘，趾甲根角等。

【注释】

（1）屏间切迹：耳屏与对耳屏之间的切迹。

（2）耳尖：将耳郭向前折时耳郭的最高点。

（3）乳突：耳郭后方的骨性突起。

（4）枕外隆凸：头后正中线处（枕部）的骨性隆凸。

（5）第 4 肋间隙：男性乳头位于第 4 肋间隙中。

（6）骶管裂孔：取尾骨上方左右的骶角，与两骶角平齐的后正中线上。

2.体表骨度分寸

头部：印堂至前发际正中为 3 寸；两额角发际之间为 9 寸。

胸腹部：脐中至耻骨联合上缘为 5 寸；两肩胛骨喙突内侧缘之间为 12 寸。

下肢：股骨大转子至腘横纹（髌尖）为 19 寸。

下肢：臀横纹至腘横纹为 14 寸；腘横纹水平至外踝尖为 16 寸。

四、腧穴定位与取穴方法

定位：在面部，目外眦外侧 0.5 寸凹陷中。

取穴方法（图 14-1）

方法 1：仰卧位或侧坐位，结合拇指同身寸取目外眦外侧 0.5 寸，于凹陷中取瞳子髎。

方法 2：仰卧位或侧坐位，在目外眦外侧，眶骨外侧缘凹陷中取瞳子髎。

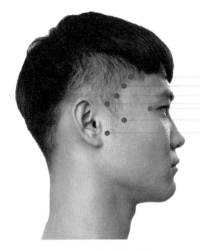

◆ 图 14-1

定位：在面部，耳屏间切迹与下颌骨髁突之间的凹陷中。

取穴方法（图 14-1）

方法 1：仰卧位或侧坐位，微张口，在耳屏间切迹与下颌骨髁突之间凹陷处取听会。

方法 2：仰卧位或侧坐位，微张口，耳屏间切迹前方的凹陷中，听宫直下取听会。

定位：在面部，颧弓上缘中央凹陷中。

取穴方法（图 14-1）

方法 1：仰卧位或侧坐位，颧弓上缘中央凹陷处取上关。

方法 2：仰卧位或侧坐位，下关直上，颧弓上缘凹陷中取上关。

定位：在头部，从头维至曲鬓的弧形连线（其弧度与鬓发弧度相应）的上 1/4 与下 3/4 交点处。

取穴方法：仰卧位或侧坐位，先确定头维和曲鬓两穴，再将两穴做一弧形连线，将弧形连线等分成 4 份，于连线的上 1/4 与下 3/4 交点处取颔厌（图 14-1）。

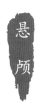

定位：在头部，从头维至曲鬓的弧形连线（其弧度与鬓发弧度相应）的中点处。

取穴方法：仰卧位或侧坐位，先确定头维和曲鬓两穴，再将两穴做一弧形连线，将弧形连线等分成 4 份，于连线的中点处取悬颅（图 14-1）。

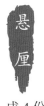

定位：在头部，从头维至曲鬓的弧形连线（其弧度与鬓发弧度相应）的上 3/4 与下 1/4 的交点处。

取穴方法：仰卧位或侧坐位，先确定头维和曲鬓两穴，再将两穴做一弧形连线，将弧形连线等分成 4 份，于连线的上 3/4 与下 1/4 交点处取悬厘（图 14-1）。

定位：在头部，耳前鬓角发际后缘与耳尖水平线的交点处。

取穴方法：仰卧位或侧坐位，耳前鬓角发际后缘做一条垂线，耳尖做一条水平线，于两线交点处取曲鬓（图 14-1）。

定位：在头部，耳尖直上入发际 1.5 寸。

取穴方法（图 14-2）

方法 1：仰卧位或侧坐位，沿耳尖往上推至顶骨结节，顶骨结节至耳尖连线中点处取率谷。

方法 2：仰卧位或侧坐位，结合一夫法，于耳尖直上入发际 1.5 寸处取率谷。

定位：在头部，耳根后缘直上，入发际 2 寸。

取穴方法（图 14-2）

方法 1：仰卧位或侧坐位，沿耳尖往上推至顶骨结节为 3 寸，取 2 寸，平移耳根后缘直上入发际 2 寸处取天冲。

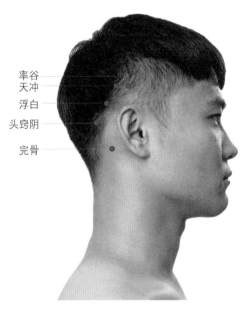

◆ 图 14-2

方法 2：仰卧位或侧坐位，沿耳根后缘做一垂线，经率谷穴做一水平线，于两线交点处取天冲，即率谷后 0.5 寸处取天冲。

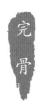

浮白

定位：在头部，耳后乳突的后上方，从天冲至完骨的弧形连线（其弧度与耳郭弧度相应）的上 1/3 与下 2/3 交点处。

取穴方法：仰卧位或侧坐位，先确定天冲和完骨两穴，再将两点做一弧形连线，将弧形连线等分成 3 份，于连线的上 1/3 与下 2/3 交点处取浮白（图 14-2）。

头窍阴

定位：在头部，耳后乳突的后上方，从天冲至完骨的弧形连线（其弧度与耳郭弧度相应）的上 2/3 与下 1/3 交点处。

取穴方法：仰卧位或侧坐位，先确定天冲和完骨两穴，再将两点做一弧形连线，将弧形连线等分成 3 份，于连线的上 2/3 与下 1/3 交点处取头窍阴（图 14-2）。

完骨

定位：在头部，耳后乳突的后下方凹陷中。

取穴方法：仰卧位或侧坐位，侧头，耳后乳突后下方凹陷处取完骨（图 14-2）。

**本神**

定位：在头部，前发际上 0.5 寸，头正中线旁开 3 寸。

取穴方法：仰卧位或侧坐位，先确定神庭和头维两穴，再将两点做一弧形连线，将弧形连线等分成 3 份，于连线的内 2/3 与外 1/3 的交点处取本神（图 14-3）。

阳白

定位：在头部，眉上 1 寸，瞳孔直上。

取穴方法（图 14-3）

方法 1：仰卧位或侧坐位，两目平视，将前发际至印堂三等分，于瞳孔直上 1 寸处取阳白。

方法 2：仰卧位或侧坐位，两目平视，结合拇指同身寸于瞳孔直上 1 寸处取阳白。

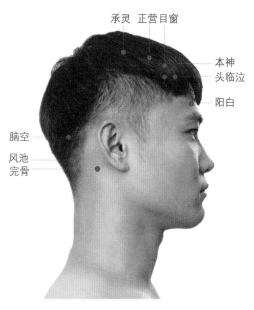

◆ 图 14-3

定位：在头部，前发际上 0.5 寸，瞳孔直上。

取穴方法（图 14-3）

方法 1：仰卧位或正坐位，两目平视，瞳孔直上，前后发际正中之间为 12 寸，于入发际 0.5 寸处取头临泣。

方法 2：仰卧位或侧坐位，先确定神庭和头维两穴，再将两点做一弧形连线，于连线的中点处取头临泣。

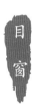

定位：在头部，前发际上 1.5 寸，瞳孔直上。

取穴方法（图 14-3）

方法 1：正坐位，两目平视，瞳孔直上，前后发际正中之间为 12 寸，于入发际 1.5 寸处取目窗。

方法 2：正坐位，两目平视，瞳孔直上，结合一夫法取中点，于前发际上 1.5 寸处取目窗。

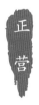

定位：在头部，前发际上 2.5 寸，瞳孔直上。

取穴方法（图 14-3）

方法 1：仰卧位或正坐位，两目平视，瞳孔直上，于前后发际正中之间为 12 寸，于入发际 2.5 寸处取正营。

方法 2：仰卧位或正坐位，两目平视，瞳孔直上，结合一夫法略向后 0.5 寸，取前发际上 2.5 寸处取正营。

定位：在头部，前发际上 4 寸，瞳孔直上。

取穴方法（图 14-3）

方法 1：正坐位，两目平视，瞳孔直上，前后发际正中之间 12 寸三等分，每等份为 4 寸，于入前发际 1 等份处取承灵。

方法 2：正坐位，两目平视，正营后 1.5 寸，横平通天取承灵。

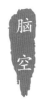

定位：在头部，横平枕外隆凸的上缘，风池直上。

取穴方法：正坐位，横平枕外隆凸的上缘，沿风池穴直上推至凹陷处取脑空（图 14-3）。

定位：在颈后区，枕骨之下，胸锁乳突肌上端与斜方肌上端之间的凹陷中。

取穴方法（图 14-3）

方法 1：俯卧位或俯伏位，在后项部，胸锁乳突肌上端与斜方肌上端之间形成的凹陷处取风池。

方法 2：俯卧位或俯伏位，沿项后斜方肌外缘向上推至枕骨之下，与风府（督脉）相平处取风池。

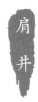

定位：在肩胛区，第 7 颈椎棘突与肩峰最外侧点连线的中点。

取穴方法：正坐位，于第 7 颈椎棘突与肩峰最外侧点连线中点处取肩井（图 14-4）。

定位：在胸外侧区，第 4 肋间隙中，在腋中线上。

取穴方法：仰卧位或正坐位，先根据胸骨角确定第 2 肋，其下方凹陷为第 2 肋间隙处，再向下摸至第 4 肋间隙处，于腋中线交点处取渊腋（图 14-5）。

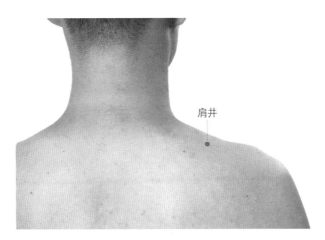

肩井

◆ 图 14-4

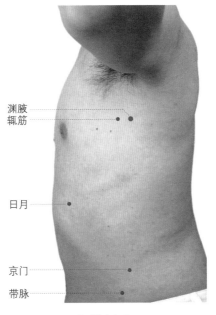

渊腋
辄筋

日月

京门

带脉

◆ 图 14-5

辄筋

定位：在胸外侧区，第4肋间隙中，腋中线前1寸。

取穴方法：仰卧位或正坐位，先根据胸骨角确定第2肋，其下方凹陷为第2肋间隙处，再向下摸至第4肋间隙处，腋中线前1寸（拇指同身寸）处取辄筋（图14-5）。

日月

定位：在胸部，第7肋间隙中，前正中线旁开4寸。

取穴方法（图14-5）

方法1：仰卧位，男性将两乳头之间8寸二等分；女性将两锁骨中线二等分，取前正中线旁开4寸，再根据胸骨角确定第2肋，向下摸至第7肋间隙处取日月。

方法2：仰卧位或正坐位，先根据胸骨角确定第2肋，其下方凹陷为第2肋间隙处，再向下摸至第7肋间隙处；再将喙突内侧缘与前正中线之间6寸三等分，于内2/3与外1/3交点处即为前正中线旁开4寸处取日月。

方法3：男性乳头直下，期门下1肋；女性在锁骨中线与第7肋间隙交点处取日月。

京门

定位：在上腹部，第12肋骨游离端的下际。

取穴方法（图14-5）

方法1：仰卧位，第12肋骨游离端的下际取京门。

方法2：侧卧举臂，从腋后线的肋弓软骨缘下方向后触及第12肋骨游离端，在下方取京门。

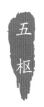

定位：在侧腹部，第 11 肋骨游离端垂线与脐水平线的交点上。

取穴方法（图 14-5）

方法 1：尽量收腹，显露肋弓软骨缘，沿边缘向外下方至其底部稍下方可触及第 11 肋骨游离端，于第 11 肋骨游离端垂线与脐水平线的交点处取带脉。

方法 2：仰卧位，于章门直下，横平神阙处取带脉。

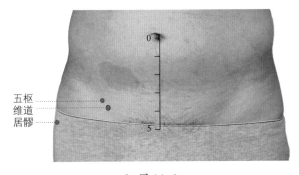

定位：在下腹部，横平脐下 3 寸，髂前上棘内侧。

取穴方法（图 14-6）

方法 1：仰卧位，脐中与耻骨联合上缘为 5 寸，取脐中下 3 寸，髂前上棘内侧处取五枢。

方法 2：仰卧位，结合一夫法，于脐中下 3 寸，髂前上棘内侧处取五枢。

五枢
维道
居髎

◆ 图 14-6

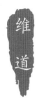

定位：在下腹部，髂前上棘内下 0.5 寸。

取穴方法（图 14-6）

方法 1：仰卧位，于髂前上棘略向内下 0.5 寸处取维道。

方法 2：仰卧位，结合拇指同身寸，于五枢内下 0.5 寸处取维道。

定位：在臀区，髂前上棘与股骨大转子最凸点连线的中点处。

取穴方法：侧卧位，大腿屈髋屈膝，小腿伸直，于髂前上棘与股骨大转子最凸点连线的中点处取居髎（图 14-6）。

定位：在臀区，股骨大转子最凸点与骶管裂孔连线的外 1/3 与内 2/3 交点处。

取穴方法：侧卧位，大腿屈髋屈膝，小腿伸直，股骨大转子最凸点与骶管裂孔连线的外 1/3 与内 2/3 交点处取环跳（图 14-7）。

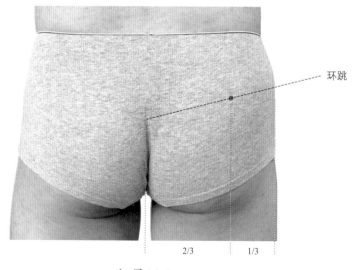

◆ 图 14-7

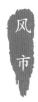

定位：在股部，直立垂手，掌心贴于大腿时，中指尖所指凹陷中，髂胫束后缘。

取穴方法：直立位，直立垂手，掌心贴于大腿时，中指尖所指凹陷中；稍屈膝，大腿稍内收提起，可显露髂胫束，在髂胫束后缘取风市（图 14-8）。

定位：在股部，腘横纹上 7 寸，髂胫束后缘。

取穴方法：侧卧位或俯卧位，伸髋，在大腿外侧中线上，臀横纹至腘横纹的中点为 7 寸处取中渎（图 14-8）。

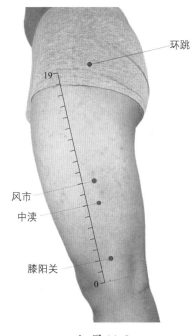

◆ 图 14-8

定位：在膝部，股骨外上髁后上缘，股二头肌腱与髂胫束之间的凹陷中。

取穴方法：仰卧位或侧卧位，股骨外上髁后上缘，股二头肌腱与髂胫束之间的凹陷处取膝阳关（图 14-8）。

定位：在小腿外侧，腓骨头前下方凹陷中。

取穴方法：仰卧位或正坐位，腓骨头前下方凹陷中取阳陵泉（图 14-9）。

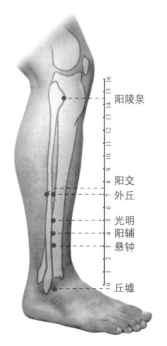

◆ 图 14-9

阳交

定位：在小腿外侧，外踝尖上 7 寸，腓骨后缘。

取穴方法：仰卧位或正坐位，于外踝尖至腘横纹十六等分，每等份为 1 寸，于外踝尖上 7 等份处，即外踝尖上 7 寸，腓骨后缘取阳交（图 14-9）。

外丘

定位：在小腿外侧，外踝尖上 7 寸，腓骨前缘。

取穴方法：仰卧位或正坐位，于外踝尖至腘横纹十六等分，每等份为 1 寸，于外踝尖上 7 等份处，即外踝尖上 7 寸，腓骨前缘取外丘（图 14-9）。

光明

定位：在小腿外侧，外踝尖上 5 寸，腓骨前缘。

取穴方法：仰卧位或正坐位，于外踝尖至腘横纹十六等分，每等份为 1 寸，于外踝尖上 5 等份处，即外踝尖上 5 寸，腓骨前缘取光明（图 14-9）。

阳辅

定位：在小腿外侧，外踝尖上 4 寸，腓骨前缘。

取穴方法：仰卧位或正坐位，于外踝尖至腘横纹四等分，每等份为 4 寸，于外踝尖上 1 等份，腓骨前缘处取阳辅（图 14-9）。

悬钟

定位：在小腿外侧，外踝尖上 3 寸，腓骨前缘。

取穴方法（图 14-9）

方法 1：仰卧位或正坐位，于外踝尖至腘横纹十六等分，每等份为 1 寸，于外踝尖上 3 等份处，即外踝尖上 3 寸，腓骨前缘取悬钟。

方法 2：仰卧位或正坐位，结合一夫法，于外踝尖上 3 寸，腓骨前缘取悬钟。

丘墟

定位：在踝区，外踝的前下方，趾长伸肌腱的外侧凹陷中。

取穴方法：仰卧位，在外踝前下方，足用力背伸时，可显现趾长伸肌腱，在肌腱的外侧凹陷中取丘墟（图 14-9）。

足临泣

定位：在足背，第 4、5 跖骨底结合部的前方，第 5 趾长伸肌腱外侧凹陷中。

取穴方法：仰卧位，用手指沿足背第 4、5 跖骨之间向踝部推至第 4、5 跖骨底结合部的前方，足趾用力背伸时，可显现第 5 趾长伸肌腱，在肌腱的外侧凹陷处取足临泣（图 14-10）。

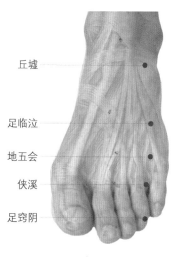

丘墟

足临泣

地五会

侠溪

足窍阴

◆ 图 14-10

地五会

定位：在足背，第4、5跖骨间，第4跖趾关节近端凹陷中。

取穴方法：仰卧位，在第4、5跖骨间，于第5趾长伸肌腱的内侧，第4跖趾关节的近端凹陷处取地五会（图14-10）。

侠溪

定位：在足背，第4、5趾间，趾蹼缘后方赤白肉际处。

取穴方法：仰卧位，第4、5足趾间，趾蹼缘后方赤白肉际处取侠溪（图14-10）。

足窍阴

定位：在足趾，第4趾末节外侧，趾甲根角侧后方0.1寸（指寸）。

取穴方法（图14-10）

方法1：仰卧位，在第4趾外侧趾甲根角侧后方（沿角平分线）0.1寸处取足窍阴。

方法2：仰卧位，沿第4趾外侧缘趾甲根角侧做一直线，于爪甲基底缘做一水平线，两线相交处取足窍阴。

五、针刺安全操作提示及正确操作要点

1. 风池

必须严格掌握针刺角度、方向、深度，不可向内上方或对侧眼睛方向深刺，以免刺入枕骨大孔，损伤延髓。

正确操作方法：向鼻尖方向斜刺0.8～1.2寸，或平刺透风府穴。

2. 肩井

内为肺尖，不可深刺。

正确操作方法：直刺 0.5 ～ 0.8 寸；孕妇禁针。

3. 渊腋、辄筋、日月

不可向内直刺、深刺，以免误入胸腔，伤及肺脏，造成气胸。

正确操作方法：向外斜刺或平刺 0.5 ～ 0.8 寸。

第十五章

足厥阴肝经腧穴取穴技巧

一、经脉循行概要

足厥阴肝经经脉由 1 条主脉和 2 条支脉构成。

主脉：起于足大趾趾甲后方的毫毛处→足背→内踝前 1 寸→踝上 8 寸处交足太阴经之后→腘内侧→大腿内侧的中间→阴毛中→环绕阴器→小腹→夹胃旁→属肝→络胆→膈→胁肋→喉咙之后→鼻咽部→目系→额→颠。

支脉 1：从目系→下颊里→环唇内。

支脉 2：从肝别出→膈→上注肺→接手太阴肺经。

体表循行线：起于足大趾背毫毛部→足背→经内踝前 1 寸→沿胫骨内侧面中央→腘内侧→经大腿内侧的中间→前阴部→小腹→止于胁肋部。

联系的脏腑及组织器官：肝、胆、胃、肺；前阴、膈、喉咙、目系。

二、腧穴概要

1.腧穴数目
足厥阴肝经分布有 14 个腧穴。起穴为大敦，末穴为期门。

2.腧穴名称
足厥阴肝经腧穴名称见表 15–1。

表 15-1 足厥阴肝经腧穴

代码	穴名	拼音	特定穴类属
LR1	大敦	Dàdūn	井穴
LR2	行间	Xíngjiān	荥穴
LR3	太冲	Tàichōng	输穴；原穴
LR4	中封	Zhōngfēng	经穴
LR5	蠡沟	Lígōu	络穴
LR6	中都	Zhōngdū	郄穴
LR7	膝关	Xīguān	
LR8	曲泉	Qūquán	合穴
LR9	阴包	Yīnbāo	
LR10	足五里	Zúwǔlǐ	
LR11	阴廉	Yīnlián	
LR12	急脉	Jímài	
LR13	章门	Zhāngmén	八会穴之脏会；脾之募穴
LR14	期门	Qīmén	肝之募穴

三、常用体表解剖标志和骨度分寸

1. 体表解剖标志

足踝部：趾甲根角，第 1、2 趾间趾蹼缘后方赤白肉际，第 1、2 跖骨间等。

小腿部：胫骨前肌腱、胫骨内侧面、胫骨内侧髁等。

膝部：股骨内侧髁、半腱肌、半膜肌等。

大腿、腹股沟部：股内肌、缝匠肌、腹股沟股动脉等。

胸腹部：第 11 肋游离端、第 6 肋间隙等。

【注释】

（1）胫骨前肌腱：起自胫骨体和小腿骨间膜，止于内侧楔骨和第 1 跖骨底。

（2）股骨内侧髁：位于大腿部，上端有球形的股骨头，股骨下端有两个膨大，在内侧的是股骨内侧髁。

（3）半腱肌：位于股二头肌的内侧，肌腱起自坐骨结节，止于胫骨上端的内侧。

（4）半膜肌：位于半腱肌的深部，起自坐骨结节，止于胫骨内侧髁的后面。

（5）缝匠肌：起自髂前上棘，经大腿前面，转向内下端，止于胫骨上端的内侧面。

2. 体表骨度分寸

小腿部：内踝尖至胫骨内侧髁下缘为13寸；内踝尖至髌尖为15寸。

大腿部：股骨内侧髁上缘至耻骨联合上缘为18寸。

四、腧穴定位与取穴方法

大敦

定位：在足趾，大趾末节外侧，趾甲根角侧后方0.1寸（指寸）。

取穴方法（图15-1）

方法1：仰卧位，足大趾外侧指甲角侧上方（沿角平分线方向）0.1寸处取大敦。

方法2：仰卧位，沿足大趾爪甲外侧缘做一直线，于爪甲基底缘做一水平线，两线相交处取大敦。

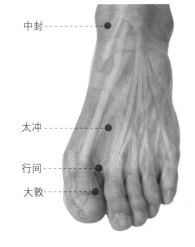

中封
太冲
行间
大敦

◆ 图15-1

定位：在足背，第 1、2 趾间，趾蹼缘后方赤白肉际处。

取穴方法（图 15-1）

方法 1：仰卧位或坐位，足背第 1、2 趾间趾蹼缘后方赤白肉际处取行间。

方法 2：仰卧位或坐位，在第 1、2 趾间趾蹼缘后方，跖趾关节前方凹陷处取行间。

定位：在足背，第 1、2 跖骨间，跖骨底结合部前方凹陷中，或触及动脉搏动。

取穴方法（图 15-1）

方法 1：仰卧位，足背第 1、2 跖骨间的后方，靠近该两骨交接点的凹陷处取太冲。

方法 2：仰卧位，从第 1、2 跖骨间向后推移至底部的凹陷中取太冲。

定位：在踝区，内踝前，胫骨前肌肌腱的内侧缘凹陷中。

取穴方法：仰卧位，足内踝前 1 寸，商丘与解溪连线之间，胫骨前肌肌腱的内侧凹陷处取中封（图 15-1）。

定位：在小腿内侧，内踝尖上 5 寸，胫骨内侧面的中央。

取穴方法（图 15-2）

方法 1：仰卧位，在胫骨内侧面的中央，内踝尖至髌尖连线的上 2/3 与下 1/3 交点处取蠡沟。

方法 2：仰卧位，在胫骨内侧面的中央，内踝尖至阴陵泉连线 13 寸，用指寸法减去 1 寸，将其中点向下 1 寸处取蠡沟。

中都

定位：在小腿内侧，内踝尖上 7 寸，胫骨内侧面的中央。

取穴方法（图 15-2）

方法 1：仰卧位，内踝尖至胫骨内侧髁下缘连线的中点略上 0.5 寸，胫骨内侧面的中央取中都。

方法 2：仰卧位，在胫骨内侧面的中央，内踝尖至髌尖连线的上 2/3 与下 1/3 交点上 2 寸处取中都。

方法 3：仰卧位，在胫骨内侧面的中央，内踝尖至髌尖 15 寸，结合拇指同身寸去掉 1 寸，连线中点处取中都。

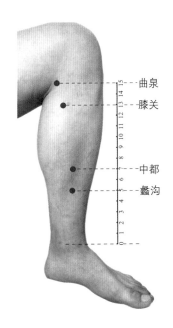

曲泉
膝关
中都
蠡沟

◆ 图 15-2

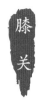

定位：在膝部，胫骨内侧髁的下方，阴陵泉后1寸。

取穴方法：仰卧位，先取阴陵泉，用拇指同身寸在阴陵泉后1寸取膝关（图15-2）。

定位：在膝部，腘横纹内侧端，半腱肌肌腱内缘凹陷中。

取穴方法（图15-3）

方法1：屈膝，在膝内侧横纹端最明显的肌腱内侧凹陷中取曲泉。

方法2：仰卧、屈膝，在腘横纹内侧端，股骨内侧髁后缘，半腱肌、半膜肌止端的前缘，半腱肌肌腱的内缘凹陷处取曲泉。

方法3：仰卧、屈膝，将手指从股骨内侧近膝部开始往膝关节滑动，滑动至股骨内侧髁时指下有突起感，在该突起的近端画横线，在半腱肌、半膜肌接近止端的前缘画竖线，该横线与竖线相交的凹陷处取曲泉。

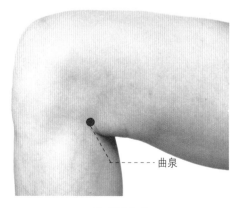

曲泉

◆ 图15-3

阴包

定位：在股前区，髌底上 4 寸，股薄肌与缝匠肌之间。

取穴方法（图 15-4）

方法 1：仰卧位，下肢稍屈，稍外展，略提起；或坐位，大腿稍外展，用力收缩肌肉，显露出明显的缝匠肌，在其后缘取阴包。

方法 2：仰卧位，在大腿内侧，将髌底至耻骨联合上缘九等分，每等份为 2 寸，于髌底上 2 等份处，股薄肌与缝匠肌之间取阴包。

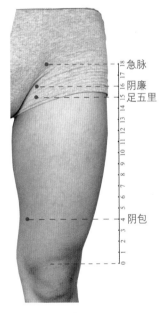

◆ 图 15-4

足五里

定位：在股前区，气冲直下 3 寸，动脉搏动处。

取穴方法（图 15-4）

方法 1：仰卧位，将髋底与耻骨联合上缘中点连线六等分，每等份为 3 寸；再取胃经气冲穴，于气冲穴下 1 等份处取足五里。

方法 2：仰卧位，先定气冲穴，用一夫法于气冲穴直下 3 寸处取足五里。

阴廉

定位：在股前区，气冲直下 2 寸。

取穴方法（图 15-4）

方法 1：仰卧位，稍屈髋、屈膝、外展，大腿抗阻力内收时显露出长收肌，在长收肌外缘取阴廉。

方法 2：仰卧位，将髋底与耻骨联合上缘中点连线九等分，每等份为 2 寸；再取胃经气冲穴，于气冲穴下 1 等份处取阴廉。

方法 3：仰卧位，先取气冲穴，用拇指同身寸取气冲穴直下 2 寸处为阴廉。

急脉

定位：在腹股沟区，横平耻骨联合上缘，前正中线旁开 2.5 寸。

取穴方法（图 15-4）

方法 1：仰卧位，气冲外下方腹股沟股动脉搏动处取急脉。

方法 2：仰卧位，乳头距前正中线为 4 寸，八等分后取 5 份为 2.5 寸，2.5 寸的纵线与耻骨联合上缘延长线的交点处取急脉。

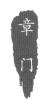

章门

定位：在侧腹部，在第 11 肋游离端的下际。

取穴方法（图 15-5）

方法 1：侧卧举臂，从腋前线的肋弓软骨缘下方向前触摸第 11 肋骨游离端，在其下际取章门。

方法 2：仰卧位，两臂夹紧，肘尖正对第 11 肋游离端，该游离端的下方取章门。

期门

定位：在胸部，第 6 肋间隙，前正中线旁开 4 寸。

取穴方法（图 15-5）

方法 1：仰卧位或正坐位，先根据胸骨角确定第 2 肋，其下方凹陷为第 2 肋间隙处，再向下摸至第 6 肋间隙处；再将喙突内侧缘与前正中线之间 6 寸三等分，取内 2/3 与外 1/3 交点处即为前正中线旁开 4 寸处取期门。

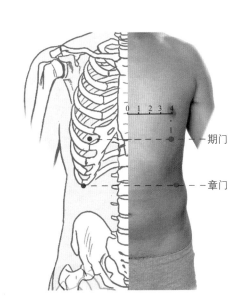

0 1 2 3 4

—— 期门

—— 章门

◆ 图 15-5

方法 2：仰卧位，男性将两乳头之间 8 寸二等分；女性将两锁骨中线二等分，取前正中线旁开 4 寸，再根据胸骨角确定第 2 肋，向下摸至第 6 肋间隙处取期门。

五、针刺安全操作提示及正确操作要点

1. 急脉

避开腹股沟动脉针刺，以免伤及动脉。

正确操作方法：针刺时押手拇指向一侧切压腹股沟动脉，刺手持针沿拇指指甲面刺入。

2. 期门

不可向内深刺，以免误入胸腔，伤及肺脏，造成气胸。

正确操作方法：向外斜刺或平刺 0.5 ～ 0.8 寸。

第十六章

经外奇穴取穴技巧

一、头颈部穴

（一）腧穴名称

头颈部腧穴名称见表 16-1。

表 16-1　头颈部腧穴

代码	穴名	拼音	主治特点
EX-HN 1	四神聪	Sìshéncōng	神志病，脑病
EX-HN 4	鱼腰	Yúyāo	面部、眼部病
EX-HN 5	太阳	Tàiyáng	侧头部、眼部病，眩晕等
EX-HN 6	耳尖	Ěrjiān	目赤肿痛、麦粒肿等眼病
EX-HN 7	球后	Qiúhòu	眼病
EX-HN 12	金津	Jīnjīn	舌体病
EX-HN 13	玉液	yùyè	舌体病
EX-HN 14	翳明	Yìmíng	头面部病，耳病，失眠
EX-HN 15	颈百劳	Jìngbǎiláo	颈项部病

（二）常用体表解剖标志和骨度分寸

1. 体表解剖标志

前发际、瞳孔、眉头、眉梢、目外眦、眶下缘、鼻翼软骨、鼻甲、鼻唇沟、舌下系带、下颌角、乳突、第 7 颈椎棘突等。

2. 体表骨度分寸

前发际正中至后发际正中为 12 寸。

（三）腧穴定位与取穴方法

四神聪

定位：在头部，百会前后左右各旁开 1 寸，共四穴。

取穴方法（图 16-1）

方法 1：正坐，前发际中点与后发际中点的连线之中点再向前 1 寸取百会（督脉），百会前后左右各 1 寸取四神聪。后神聪在后发际正中直上 6 寸，前神聪在前发际正中直上 4 寸。

方法 2：正坐，两耳尖对折连线与头正中线交点取百会，结合拇指同身寸，于百会前后左右各 1 寸取四神聪。

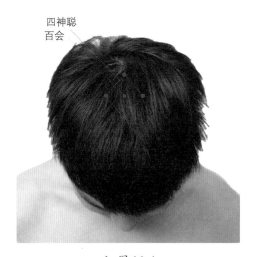

四神聪
百会

◆ 图 16-1

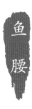
鱼腰

定位：在头部，瞳孔直上，眉毛中。

取穴方法：正坐，眉头与眉梢连线中点，眉毛中取鱼腰（图 16-2）。

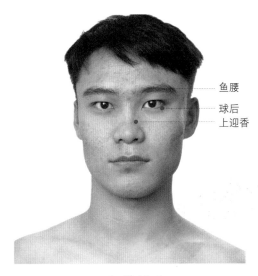

鱼腰
球后
上迎香

◆ 图 16-2

太阳

定位：在头部，眉梢与目外眦之间，向后约一横指的凹陷中。

取穴方法：正坐，眉梢与外眼角的连线交点向后约一横中指宽，目眶骨外侧凹陷中取太阳（图 16-3）。

耳尖

定位：在耳区，在外耳轮的最高点。

取穴方法：正坐，折耳向前，耳郭上方的尖端处取耳尖（图 16-3）。

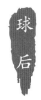

球后

定位：在面部，眶下缘外 1/4 与内 3/4 交界处。

取穴方法：正坐，将眶下缘分为四等份，于外 1/4 与内 3/4 交点处，承泣稍外上方取球后（图 16-2）。

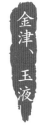

金津、玉液

定位：在口腔内，舌下系带两侧静脉上。左称金津，右称玉液。

取穴方法：张口伸舌，舌下系带两侧静脉处取金津（左侧）、玉液（右侧）（图 16-4）。

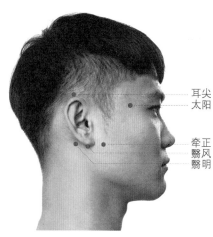

耳尖
太阳

牵正
翳风
翳明

◆ 图 16-3

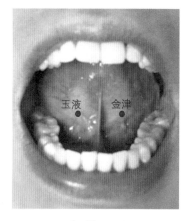

玉液　金津

◆ 图 16-4

翳明

定位：在颈部，翳风后 1 寸。

取穴方法：正坐侧转头，下颌角与乳突骨中间耳垂后凹陷中先定翳风（手少阳经），结合拇指同身寸，于翳风后 1 寸取翳明（图 16-3）。

颈百劳

定位：在颈部，第 7 颈椎棘突直上 2 寸，后正中线旁开 1 寸。

取穴方法：将第 7 颈椎棘突与后发际中点连线分为三等份，上 1/3 与下 2/3 交点，结合拇指同身寸，旁开 1 寸处取颈百劳（图 16-5）。

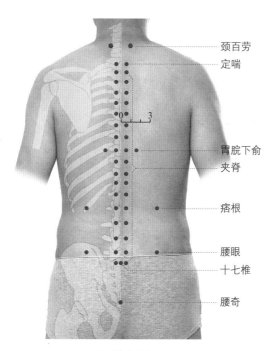

颈百劳
定喘
胃脘下俞
夹脊
痞根
腰眼
十七椎
腰奇

◆ 图 16-5

（四）针刺安全操作提示及正确操作要点

球后

选择针具不宜过粗，进针时不宜过快，进针后不宜提插捻转，以防刺伤眼球及血管等。

正确操作方法：患者闭目，医者左手拇指向上固定眼球，针沿眶下缘与眼球之间缓慢刺入 0.5 ～ 1 寸，起针后按压针孔片刻，以防出血。

二、胸腹部、背腰部穴

（一）腧穴名称

胸腹部、背腰部腧穴名称见表 16-2。

表 16-2　胸腹部、背腰部腧穴

代码	穴名	拼音	主治特点
EX-CA1	子宫	Zǐgōng	妇科病
EX-B1	定喘	Dìngchuǎn	咳喘及项、背部病
EX-B2	夹脊	Jiájǐ	胸 1 ～ 5 夹脊：心肺、胸部及上肢病；胸 6 ～ 12 夹脊：胃肠、脾、肝胆病；腰 1 ～ 5 夹脊：下肢疼痛，腰、骶、小腹部病
EX-B3	胃脘下俞	Wèiwǎnxiàshù	胃病，糖尿病
EX-B5	下极俞	Xiàjíshù	腰部病及小便异常
EX-B7	腰眼	Yāoyǎn	腰部病及小便异常
EX-B8	十七椎	Shíqīzhuī	腰骶痛，妇科及男性病
EX-B9	腰奇	Yāoqí	癫痫，便秘，痔疮

（二）常用体表解剖标志和骨度分寸

1.体表解剖标志

脐、耻骨联合、第 7 颈椎棘突、第 1 胸椎棘突至第 5 腰椎棘突、髂嵴、骶角、尾骨端、肩胛骨下角及肩胛骨内侧缘等。

2. 体表骨度分寸

脐中至耻骨联合上缘为 5 寸；两乳头之间为 8 寸；后正中线至肩胛骨内侧缘为 3 寸。

（三）腧穴定位与取穴方法

子宫

定位：在下腹部，脐中下 4 寸，前正中线旁开 3 寸。

取穴方法：仰卧位，操作者一手无名指按于脐，另一手无名指按于耻骨联合上缘，两手的食指、中指、无名指自然等分将其连线分为五等份，每一等份是 1 寸。在上 4/5 与下 1/5 交点处定中极（任脉），再从前正中线至乳头连线的内 3/4 与外 1/4 交点处向下做垂线，平中极穴处取子宫（图 16-6）。

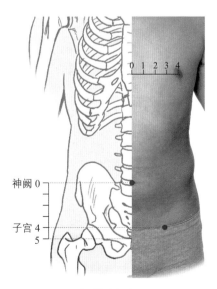

◆ 图 16-6

定位：在脊柱区，横平第 7 颈椎棘突下，后正中线旁开 0.5 寸。

取穴方法（图 16-7）

方法 1：俯伏位，低头，可见颈背交界处有一高凸的椎骨棘突，随头部左右摇动而转动者为第 7 颈椎棘突，在其下凹陷中定大椎，后正中线至肩胛骨内侧缘 3 寸分成三等份，取内 1/3 中点 0.5 寸，大椎旁开取定喘。

方法 2：先取大椎穴，结合拇指同身寸，大椎穴旁开 0.5 寸处取定喘。

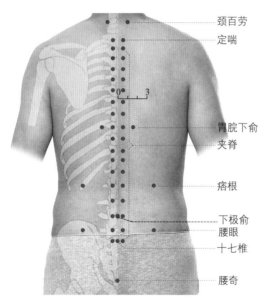

颈百劳
定喘
胃脘下俞
夹脊
痞根
下极俞
腰眼
十七椎
腰奇

◆ 图 16-7

定位：在脊柱区，第 1 胸椎至第 5 腰椎棘突下两侧，后正中线旁开 0.5 寸，一侧 17 穴。

取穴方法（图 16-7）

方法 1：俯伏位，自大椎向下依次往下推第 1

胸椎棘突下至第5腰椎棘突下，后正中线至肩胛骨内侧缘3寸分成三等份，取内1/3中点0.5寸，各棘突下旁开0.5寸取夹脊，一侧17个穴位。

方法2：俯伏位，自大椎依次向下推第1胸椎棘突下至第5腰椎棘突下，结合拇指同身寸，于棘突下凹陷旁开0.5寸处取夹脊。

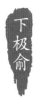

定位：在脊柱区，横平第8胸椎棘突下，后正中线旁开1.5寸。

取穴方法：俯伏位，先两臂自然下垂，两肩胛骨下角水平连线的中点定第7胸椎棘突，再向下1个棘突找到第8胸椎棘突，后正中线与肩胛骨内侧缘连线的中点取1.5寸，横平第8胸椎棘突下取胃脘下俞（图16-7）。

定位：在腰区，第3腰椎棘突下。

取穴方法：俯卧位，先取两髂嵴最高点连线的中点找第4腰椎棘突，往上推1个椎体找到第3腰椎棘突，在棘突下方凹陷处取下极俞（图16-7）。

定位：在腰区，横平第4腰椎棘突下，后正中线旁开约3.5寸凹陷中。

取穴方法：俯卧位，先取两髂嵴最高点连线的中点找到第4腰椎棘突，后正中线至肩胛骨内侧缘为3寸，于肩胛骨内侧缘延长线外侧再取0.5寸，横平第4腰椎棘突下取腰眼（图16-7）。

定位：在腰区，第 5 腰椎棘突下凹陷中。

取穴方法：俯卧位，先取两髂嵴最高点连线的中点找第 4 腰椎棘突，往下推 1 个椎体找到第 5 腰椎棘突，在棘突下方凹陷处取十七椎（图 16-7）。

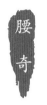

定位：在骶区，尾骨端直上 2 寸，骶角之间凹陷中。

取穴方法：俯卧位，在骶区先触摸到尾骨端，采用一夫法，量取 3 寸，在尾骨端直上 2 寸，骶角之间的凹陷中取腰奇（图 16-7）。

（四）针刺安全操作提示及正确操作要点

背部腧穴（定喘、夹脊、胃脘下俞等）不可深刺，以免刺伤内脏。

正确操作方法：向内斜刺 0.5 ～ 1 寸。

三、上肢部穴

（一）腧穴名称

上肢部腧穴名称见表 16-3。

表 16-3　上肢部腧穴

代码	穴名	拼音	主治特点
EX-UE2	二白	Èrbái	痔疮、脱肛等肛门病
EX-UE4	中魁	Zhōngkuí	呕吐、呃逆等
EX-UE5	大骨空	Dàgǔkōng	眼部病、鼻出血等
EX-UE6	小骨空	Xiǎogǔkōng	眼病
EX-UE7	腰痛点	Yāotòngdiǎn	急性腰扭伤
EX-UE8	外劳宫	Wàiláogōng	落枕

代码	穴名	拼音	主治特点
EX-UE9	八邪	Bāxié	手指麻木、手背肿痛、烦热、咽痛等
EX-UE10	四缝	Sìfèng	小儿疳积、咳嗽、气喘、发热等
EX-UE11	十宣	Shíxuān	中暑、高热、昏迷、癫狂等热病及神志病

（二）常用体表解剖标志和骨度分寸

1. 体表解剖标志

尺骨鹰嘴、腕横纹、桡侧腕屈肌腱、指伸肌腱、掌骨、掌指关节、指蹼缘、指甲游离缘。

2. 体表骨度分寸

肘横纹至腕横纹为 12 寸。

（三）腧穴定位与取穴方法

定位：在前臂前区，腕掌侧远端横纹上 4 寸，桡侧腕屈肌腱的两侧，一侧二穴。

取穴方法：掌心向上，将腕掌侧远端横纹至肘横纹分为三等份，于上 2/3 与下 1/3 交点处即为腕掌侧远端横纹上 4 寸，桡侧腕屈肌腱的两侧取二白（图16-8）。

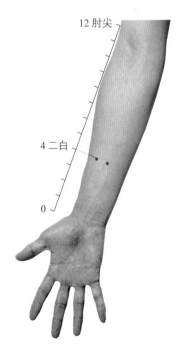

◆ 图 16-8

定位：在手指，中指背面，近侧指间关节的中点处。

取穴方法：握拳，掌心向下，于中指背面近侧指间关节的最高点取中魁（图 16-9）。

定位：在手指，拇指背面，指间关节的中点处。

取穴方法：半握拳，掌心向下，拇指背面指间关节的最高点取大骨空（图 16-9）。

定位：在手指，小指背面，近侧指间关节的中点处。

取穴方法：握拳，掌心向下，小指背面近侧指间关节的最高点取小骨空（图 16-9）。

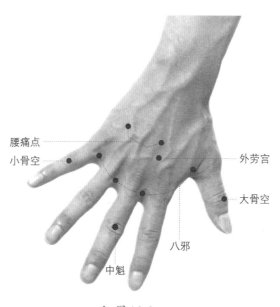

◆ 图 16-9

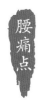
腰痛点

定位：在手背，第2、3掌骨间及第4、5掌骨间，腕背侧远端横纹与掌指关节的中点处，一手2穴。

取穴方法：伸指伏掌，在手背，第2、3掌骨间及第4、5掌骨间，腕背侧远端横纹与掌指关节的中点处取腰痛点，一手2穴（图16-9）。

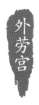
外劳宫

定位：在手背，第2、3掌骨间，掌指关节后0.5寸（指寸）凹陷中。

取穴方法：微握拳，在手背第2、3掌骨之间，掌指关节后0.5寸凹陷中取外劳宫（图16-9）。

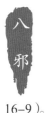
八邪

定位：在手背，第1～5指间，指蹼缘后方赤白肉际处，左右共8穴。

取穴方法：手微展开，依次找第1～5指间，在指蹼缘后方赤白肉际处取八邪，一手4穴（图16-9）。

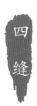
四缝

定位：在手指，第2～5指掌面的近侧指间关节横纹的中央，一手4穴。

取穴方法：仰掌伸指，依次找第2～5掌侧近端指关节横纹的中央取四缝，一手4穴（图16-10）。

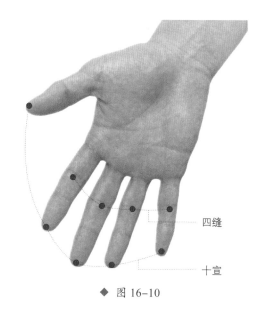

四缝

十宣

◆ 图 16-10

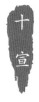

定位：在手指，十指尖端，距指甲游离缘 0.1 寸（指寸），左右共 10 穴。

取穴方法：仰掌，十指微屈，在手十指尖端，距指甲游离缘 0.1 寸处取十宣，一手 5 穴（图 16-10）。

（四）针刺安全操作提示及正确操作要点

1. 肘尖、中魁、大骨空、小骨空均位于骨关节突起处，不宜用针刺，多用灸法。

2. 四缝多用三棱针点刺法，挤出少量黄白色透明黏液或血液。

四、下肢部穴

（一）腧穴名称

下肢部腧穴名称见表 16-4。

表 16-4　下肢部腧穴

代码	穴名	拼音	主治特点
EX-LE 2	鹤顶	Hèdǐng	膝关节肿痛
EX-LE 3	百虫窝	Bǎichóngwō	皮肤瘙痒等皮肤病及蛔虫病
EX-LE 4	内膝眼	Nèixīyǎn	膝肿痛
EX-LE 6	胆囊	Dǎnnáng	胆囊病
EX-LE 7	阑尾	Lánwěi	急、慢性阑尾炎
EX-LE 10	八风	Bāfēng	足背肿痛、脚趾麻木疼痛等
EX-LE 11	独阴	Dúyīn	疝气、卒心痛、胞衣不下等

（二）常用体表解剖标志和骨度分寸

1. 体表解剖标志

髂前上棘、髌底、髌尖、髌韧带、腓骨头、胫骨前嵴、内踝尖、外踝尖、趾蹼缘、趾甲游离缘等。

2. 体表骨度分寸

膝中（横平犊鼻）至外踝尖为 16 寸。

（三）腧穴定位与取穴方法

定位：在膝前区，髌底中点的上方凹陷中。

取穴方法：端坐屈膝，在髌底上缘中点的凹陷处取鹤顶（图 16-11）。

定位：在股前区，髌底内侧端上 3 寸。

取穴方法（图 16-12）

方法 1：仰卧位，将髌底内侧端至耻骨联合上缘六等分，每等份为 3 寸，于髌底内侧端上 1 等份处，即髌底内侧端上 3 寸处取百虫窝。

方法 2：仰卧位，先摸按到膝关节上方的髌底内侧角，从髌底内侧端向上用一夫法量取 3 寸取百虫窝。

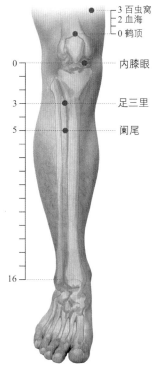

3 百虫窝
2 血海
0 鹤顶
内膝眼
足三里
阑尾

◆ 图 16-11

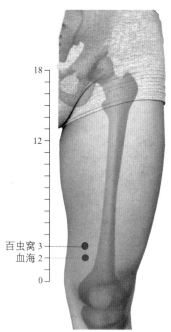

百虫窝 3
血海 2

◆ 图 16-12

定位：在膝部，髌韧带内侧凹陷处中央。

取穴方法（图 16-11）

方法 1：屈膝，在髌骨与髌韧带形成的内侧凹陷中取内膝眼。

方法 2：屈膝 45°，髌骨内下方的凹陷中取内膝眼。

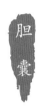

定位：在小腿外侧，腓骨小头直下 2 寸。

取穴方法（图 16-13）

方法 1：坐位，屈膝 90°，将腘横纹至外踝尖分为八等份，每等份为 2 寸，将上 1/8 的 2 寸平移至腓骨小头直下取胆囊。

方法 2：坐位，屈膝 90°，在腓骨小头向下用一夫法定 3 寸，于上 2/3 与下 1/3 交点处取胆囊。

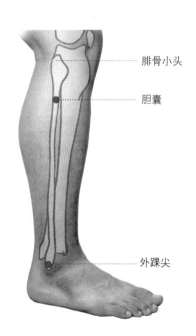

腓骨小头

胆囊

外踝尖

◆ 图 16-13

定位：在小腿外侧，髌韧带外侧凹陷下 5 寸，胫骨前嵴外一横指（中指）。

　　取穴方法：坐位，将犊鼻至外踝尖十六等分，每等份为 1 寸，于犊鼻穴下 5 等份处，胫骨前嵴外一横指（中指）处取阑尾（犊鼻下 5 寸）（图 16-11）。

　　定位：在足背，第 1 ～ 5 趾间，趾蹼缘后方赤白肉际处，左右共 8 穴。

　　取穴方法：足趾并拢，于足背第 1 ～ 5 趾间各缝纹头处取八风，一足 4 穴（图 16-14）。

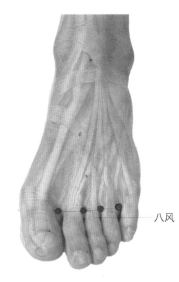

八风

◆ 图 16-14

独
阴

定位：在足底，第 2 趾的跖侧远端趾间关节的中点。

取穴方法：足趾分开，于第 2 趾的跖侧远端趾间关节横纹中点取独阴（图 16–15）。

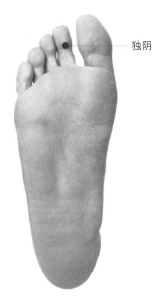

独阴

◆ 图 16–15

（四）针刺安全操作提示及正确操作要点

内膝眼针刺不宜过深，消毒要严格，以免引起关节腔内的感染或积液。

正确操作方法：向内侧斜刺，针刺深度为 0.5 ～ 1 寸。

第十七章

腧穴横向分布小结

一、手六经上肢部腧穴横向分布

1.手指尖端部（指尖、指甲根角旁）

（1）少商：手太阴肺经。在手指，拇指末节桡侧，指甲根角侧上方 0.1 寸（指寸）。

（2）商阳：手阳明大肠经。在手指，食指末节桡侧，指甲根角侧上方 0.1 寸（指寸）。

（3）中冲：手厥阴心包经。在手指，中指末节最高点。

（4）关冲：手少阳三焦经。在手指，第 4 指末节尺侧，指甲根角侧上方 0.1 寸（指寸）。

（5）少泽：手太阳小肠经。在手指，小指末节尺侧，指甲根角侧上方 0.1 寸（指寸）。

（6）少冲：手少阴心经。在手指，小指末节桡侧，指甲根角侧上方 0.1 寸（指寸）。

2.掌指关节部（掌指关节附近）

（1）掌指关节远端

1）二间：手阳明大肠经。在手指，第 2 掌指关节桡侧远端赤白肉际处。

2）液门：手少阳三焦经。在手背，第 4、5 指间，指蹼缘上方赤白肉际凹陷中。

3）前谷：手太阳小肠经。在手指，第5掌指关节尺侧远端赤白肉际凹陷中。

（2）掌指关节近端

1）鱼际：手太阴肺经。在手外侧，第1掌骨桡侧中点赤白肉际处。

2）三间：手阳明大肠经。在手指，第2掌指关节桡侧近端凹陷中。

3）劳宫：手厥阴心包经。在掌区，横平第3掌指关节近端，第2、3掌骨之间偏于第3掌骨。

4）少府：手少阴心经。在手掌，横平第5掌指关节近端，第4、5掌骨之间。

5）中渚：手少阳三焦经。在手背，第4、5掌骨间，第4掌指关节近端凹陷中。

6）后溪：手太阳小肠经。在手内侧，第5掌指关节尺侧近端赤白肉际凹陷中。

3.手腕部（腕掌、腕背横纹上）

（1）太渊：手太阴肺经。在腕前区，桡骨茎突与舟状骨之间，拇长展肌腱尺侧凹陷中。

（2）神门：手少阴心经。在腕前区，腕掌侧远端横纹尺侧端，尺侧腕屈肌腱的桡侧缘。

（3）大陵：手厥阴心包经。在腕前区，腕掌侧远端横纹中，掌长肌腱与桡侧腕屈肌腱之间。

（4）阳溪：手阳明大肠经。在腕区，腕背侧远端横纹桡侧，桡骨茎突远端，解剖学"鼻烟窝"凹陷中。

（5）阳池：手少阳三焦经。在腕后区，腕背侧远端横纹上，指伸肌腱的尺侧缘凹陷中。

（6）阳谷：手太阳小肠经。在腕后区，尺骨茎突与三角骨之间的凹陷中。

4. 前臂部

（1）腕横纹上 0.5 寸

阴郄：手少阴心经。在前臂前区，腕掌侧远端横纹上 0.5 寸，尺侧腕屈肌腱的桡侧缘。

（2）腕横纹上 1 寸

1）经渠：手太阴肺经。在前臂前区，腕掌侧远端横纹上 1 寸，桡骨茎突与桡动脉之间。

2）通里：手少阴心经。在前臂前区，腕掌侧远端横纹上 1 寸，尺侧腕屈肌腱的桡侧缘。

（3）腕横纹上 1.5 寸

灵道：手少阴心经。在前臂前区，腕掌侧远端横纹上 1.5 寸，尺侧腕屈肌腱的桡侧缘。

（4）腕横纹上 2 寸

1）内关：手厥阴心包经。在前臂前区，腕掌侧远端横纹上 2 寸，掌长肌腱与桡侧腕屈肌腱之间。

2）外关：手少阳三焦经。在前臂后区，腕背侧远端横纹上 2 寸，尺骨与桡骨间隙中点。

（5）腕横纹上 3 寸

1）间使：手厥阴心包经。在前臂前区，腕掌侧远端横纹上 3 寸，掌长肌腱与桡侧腕屈肌腱之间。

2）支沟：手少阳三焦经。在前臂后区，腕掌侧远端横纹上 3 寸，尺骨与桡骨间隙中点。

3）会宗：手少阳三焦经。在前臂后区，腕背侧远端横纹上 3 寸，尺骨的桡侧缘。

4）偏历：手阳明大肠经。在前臂，腕背侧远端横纹上 3 寸，阳溪与曲池连线上。

（6）腕横纹上 4 寸

三阳络：手少阳三焦经。在前臂后区，腕背侧远端横纹上 4 寸，尺骨与桡骨间隙中点。

（7）腕横纹上 5 寸至肘横纹下 2 寸

1）郄门：手厥阴心包经。在前臂前区，腕掌侧远端横纹上 5 寸，掌长肌腱与桡侧腕屈肌腱之间。

2）孔最：手太阴肺经。在前臂前区，腕掌侧远端横纹上 7 寸，尺泽与太渊连线上。

3）四渎：手少阳三焦经。在前臂后区，肘尖下 5 寸，尺骨与桡骨间隙中点。

4）温溜：手阳明大肠经。在前臂，腕背侧远端横纹上 5 寸，阳溪与曲池连线上。

5）下廉：手阳明大肠经。在前臂，肘横纹下 4 寸，阳溪与曲池连线上。

6）上廉：手阳明大肠经。在前臂，肘横纹下 3 寸，阳溪与曲池连线上。

7）手三里：手阳明大肠经。在前臂，肘横纹下 2 寸，阳溪与曲池连线上。

5. 肘关节部

（1）尺泽：手太阴肺经。在肘区，肘横纹上，肱二头肌腱桡侧缘凹陷中。

（2）曲泽：手厥阴心包经。在肘前区，肘横纹上，肱二头肌腱的尺侧缘凹陷中。

（3）少海：手少阴心经。在肘前区，横平肘横纹，肱骨内上髁前缘。

（4）曲池：手阳明大肠经。在肘区，尺泽与肱骨外上髁连线中点凹陷处。

（5）小海：手太阳小肠经。在肘后区，尺骨鹰嘴与肱骨内上髁之间凹陷中。

（6）天井：手少阳三焦经。在肘后区，肘尖上 1 寸凹陷中（肘尖即尺骨鹰嘴）。

6. 上臂部

（1）天府：手太阴肺经。在臂前区，腋前纹头下 3 寸，肱二头肌桡侧缘处。

（2）侠白：手太阴肺经。在臂前区，腋前纹头下 4 寸，肱二头肌桡侧缘处。

（3）天泉：手厥阴心包经。在臂前区，腋前纹头下 2 寸，肱二头肌的长、短头之间。

（4）清泠渊：手少阳三焦经。在臂后区，肘尖与肩峰角连线上，肘尖上 2 寸。

（5）臂臑：手阳明大肠经。在臂部，曲池上 7 寸，三角肌前缘处。

（6）臑会：手少阳三焦经。在臂后区，肩峰角下 3 寸，三角肌的后下缘。

7. 肩关节附近

（1）肩髃：手阳明大肠经。在三角肌区，肩峰外侧缘前端与肱骨大结节两骨间凹陷中。

（2）肩髎：手少阳三焦经。在三角肌区，肩峰角与肱骨大结节两骨间凹陷中。

（3）极泉：手少阴心经。在腋区，腋窝中央，腋动脉搏动处。

二、足六经下肢部腧穴横向分布

1.足趾尖端部（趾甲根角旁、足底）

（1）隐白：足太阴脾经。在足趾，大趾末节内侧，趾甲根角侧后方 0.1 寸（指寸）。

（2）大敦：足厥阴肝经。在足趾，大趾末节外侧，趾甲根角侧后方 0.1 寸（指寸）。

（3）厉兑：足阳明胃经。在足趾，第 2 趾末节外侧，趾甲根角侧后方 0.1 寸（指寸）。

（4）足窍阴：足少阳胆经。在足趾，第 4 趾末节外侧，趾甲根角侧后方 0.1 寸（指寸）。

（5）至阴：足太阳膀胱经。在足趾，足小趾末节外侧，趾甲根角侧后方 0.1 寸（指寸）。

（6）涌泉：足少阴肾经。在足底，屈足卷趾时足心最凹陷中。

2.跖趾关节部（跖趾关节附近）

（1）跖趾关节远端

1）大都：足太阴脾经。在足趾，第 1 跖趾关节远端赤白肉际凹陷中。

2）行间：足厥阴肝经。在足背，第 1、2 趾间，趾蹼缘后方赤白肉际处。

3）内庭：足阳明胃经。在足背，第 2、3 趾间，趾蹼缘后方赤白肉际处。

4）侠溪：足少阳胆经。在足背，在第 4、5 趾间，趾蹼缘后方赤白肉际处。

5）足通谷：足太阳膀胱经。在足趾，第 5 跖趾关节的远端，赤白肉际处。

（2）跖趾关节近端

1）太白：足太阴脾经。在跖区，第1跖趾关节近端赤白肉际凹陷中。

2）太冲：足厥阴肝经。在足背，第1、2跖骨间，跖骨底结合部前方凹陷中，或触及动脉搏动。

3）陷谷：足阳明胃经。在足背，第2、3跖骨间，第2跖趾关节近端凹陷中。

4）地五会：足少阳胆经。在足背，第4、5跖骨间，第4跖趾关节近端凹陷中。

5）束骨：足太阳膀胱经。在跖区，第5跖趾关节的近端，赤白肉际处。

3. 足踝部（踝尖上下前后取）

（1）太溪：足少阴肾经。在足踝区，内踝尖与跟腱之间的凹陷中。

（2）大钟：足少阴肾经。在跟区，内踝后下方，跟骨上缘，跟腱附着部前缘凹陷中。

（3）水泉：足少阴肾经。在跟区，太溪直下1寸，跟骨结节内侧凹陷中。

（4）照海：足少阴肾经。在跟区，内踝尖下1寸，内踝下缘边际凹陷中。

（5）商丘：足太阴脾经。在踝区，内踝前下方，舟骨粗隆与内踝尖连线中点凹陷中。

（6）中封：足厥阴肝经。在踝区，内踝前，胫骨前肌肌腱的内侧缘凹陷中。

（7）解溪：足阳明胃经。在踝区，踝关节前面中央凹陷中，踇长伸肌腱与趾长伸肌腱之间。

（8）申脉：足太阳膀胱经。在踝区，外踝尖直下，外踝下缘与跟骨之间凹陷中。

（9）昆仑：足太阳膀胱经。在踝区，外踝尖与跟腱之间的凹陷中。

4. 小腿部腧穴

（1）足太阴脾经

1）三阴交：在小腿内侧，内踝尖上3寸，胫骨内侧缘后际。

2）漏谷：在小腿内侧，内踝尖上6寸，胫骨内侧缘后际。

3）地机：在小腿内侧，阴陵泉下3寸，胫骨内侧缘后际。

（2）足厥阴肝经

1）蠡沟：在小腿内侧，内踝尖上5寸，胫骨内侧面的中央。

2）中都：在小腿内侧，内踝尖上7寸，胫骨内侧面的中央。

（3）足少阴肾经

1）复溜：在小腿内侧，内踝尖上2寸，跟腱的前缘。

2）交信：在小腿内侧，在内踝尖上2寸，胫骨内侧缘后际凹陷中；复溜前0.5寸。

3）筑宾：在小腿内侧，太溪直上5寸，比目鱼肌与跟腱之间。

（4）足阳明胃经

1）丰隆：在小腿外侧，外踝尖上8寸，胫骨前肌外缘；条口外侧一横指处。

2）条口：在小腿外侧，犊鼻下8寸，犊鼻与解溪连线上。

3）下巨虚：在小腿外侧，犊鼻下9寸，犊鼻与解溪连线上。

4）上巨虚：在小腿外侧，犊鼻下6寸，犊鼻与解溪连线上。

（5）足太阳膀胱经

1）跗阳：在小腿后区，昆仑直上3寸，腓骨与跟腱之间。

2）飞扬：在小腿后区，昆仑直上7寸，腓肠肌外下缘与跟腱移行处。

3）承山：在小腿后区，腓肠肌两肌腹与肌腱交角处。

4）承筋：在小腿后区，腘横纹下5寸，腓肠肌两肌腹之间。

5）合阳：在小腿后区，腘横纹下2寸，腓肠肌内、外侧头之间。

（6）足少阳胆经（在腓骨前）

1）悬钟：在小腿外侧，外踝尖上3寸，腓骨前缘。

2）阳辅：在小腿外侧，外踝尖上4寸，腓骨前缘。

3）光明：在小腿外侧，外踝尖上5寸，腓骨前缘。

4）外丘：在小腿外侧，外踝尖上7寸，腓骨前缘。

5）阳交：在小腿外侧，外踝尖上7寸，腓骨后缘。

5. 膝关节附近

（1）阴陵泉：足太阴脾经。在小腿内侧，胫骨内侧髁下缘与胫骨内侧缘之间的凹陷中。

（2）膝关：足厥阴肝经。在膝部，胫骨内侧髁的下方，阴陵泉后1寸。

（3）曲泉：足厥阴肝经。在膝部，腘横纹内侧端，半腱肌肌腱内缘凹陷中。

（4）阴谷：足少阴肾经。在膝后区，腘横纹上，半腱肌肌腱外侧缘。

（5）委中：足太阳膀胱经。在膝后区，腘横纹中点。

（6）委阳：足太阳膀胱经。在膝部，腘横纹上，股二头肌腱的内侧缘。

（7）足三里：足阳明胃经。在小腿外侧，犊鼻下 3 寸，犊鼻与解溪连线上。

（8）犊鼻：足阳明胃经。在膝前区，髌韧带外侧凹陷中。

（9）阳陵泉：足少阳胆经。在小腿外侧，腓骨头前下方凹陷处。

6. 大腿部腧穴

（1）足太阴脾经

1）血海：在股前区，髌底内侧端上 2 寸，股内侧肌隆起处。

2）箕门：在股前区，髌底内侧端与冲门的连线上 1/3 与下 2/3 交点，长收肌和缝匠肌交角的动脉搏动处。

（2）足厥阴肝经

1）阴包：在股前区，髌底上 4 寸，股薄肌与缝匠肌之间。

2）足五里：在股前区，气冲直下 3 寸，动脉搏动处。

3）阴廉：在股前区，气冲直下 2 寸。

（3）足太阳膀胱经

1）浮郄：在膝后区，腘横纹上 1 寸，股二头肌腱的内侧缘。

2）殷门：在股后区，臀沟下 6 寸，股二头肌与半肌腱之间。

3）承扶：在股后区，臀沟的中点。

（4）足阳明胃经

1）梁丘：在股前区，髌底上 2 寸，股外侧肌与股直肌肌腱之间。

2）阴市：在股前区，髌底上 3 寸，股直肌肌腱外侧缘。

3）伏兔：在股前区，髌底上 6 寸，髂前上棘与髌底外侧端的连线上。

4）髀关：在股前区，股直肌近端、缝匠肌与阔筋膜张肌 3 条肌肉之间凹陷中。

（5）足少阳胆经

1）膝阳关：在膝部，股骨外上髁后上缘，股二头肌腱与髂胫束之间的凹陷中。

2）中渎：在股部，腘横纹上 7 寸，髂胫束后缘。

3）风市：在股部，直立垂手，掌心贴于大腿时，中指尖所指凹陷中，髂胫束后缘。

4）环跳：在臀区，股骨大转子最凸点与骶管裂孔连线的外 1/3 与内 2/3 交点处。

三、颈项头部常用腧穴横向分布

1. 入前发际 0.5 寸腧穴

（1）神庭：督脉。在头部，前发际正中直上 0.5 寸。

（2）眉冲：足太阳膀胱经。在头部，额切迹直上入发际 0.5 寸。

（3）曲差：足太阳膀胱经。在头部，前发际正中直上 0.5 寸，旁开 1.5 寸。

（4）头临泣：足少阳胆经。在头部，前发际上 0.5 寸，瞳孔直上。

（5）本神：足少阳胆经。在头部，前发际上 0.5 寸，头正中线旁开 3 寸。

（6）头维：足阳明胃经。在头部，额角发际直上 0.5 寸，头正中线旁开 4.5 寸。

2. 胸锁乳突肌附近腧穴

（1）平下颌角

1）天容：手太阳小肠经。在颈部，下颌角后方，胸锁乳突肌的前缘凹陷中。

2）天牖：手少阳三焦经。在颈部，横平下颌角，胸锁乳突肌的后缘凹陷中。

（2）平喉结

1）人迎：足阳明胃经。在颈部，横平喉结，胸锁乳突肌前缘，颈总动脉搏动处。

2）扶突：手阳明大肠经。在胸锁乳突肌区，横平喉结，胸锁乳突肌前、后缘中间。

3）天窗：手太阳小肠经。在颈部，横平喉结，胸锁乳突肌的后缘。

（3）平环状软骨

1）天鼎：手阳明大肠经。在颈部，横平环状软骨，胸锁乳突肌后缘。

2）水突：足阳明胃经。在颈部，横平环状软骨，胸锁乳突肌前缘。

四、胸部常用腧穴横向分布

1. 平锁骨下缘

（1）璇玑：任脉。在胸部，胸骨上窝下 1 寸，前正中线上。

（2）俞府：足少阴肾经。在胸部，锁骨下缘，前正中线旁开2寸。

（3）气户：足阳明胃经。在胸部，锁骨下缘，前正中线旁开4寸。

（4）云门：手太阴肺经。在胸部，锁骨下窝凹陷中，肩胛骨喙突内缘，前正中线旁开6寸。

2. 平第1肋间隙

（1）华盖：任脉。在胸部，横平第1肋间隙，前正中线上。

（2）彧中：足少阴肾经。在胸部，第1肋间隙，前正中线旁开2寸。

（3）库房：足阳明胃经。在胸部，第1肋间隙，前正中线旁开4寸。

（4）中府：手太阴肺经。在胸部，横平第1肋间隙，锁骨下窝外侧，前正中线旁开6寸。

3. 平第2肋间隙

（1）紫宫：任脉。在胸部，横平第2肋间隙，前正中线上。

（2）神藏：足少阴肾经。在胸部，第2肋间隙，前正中线旁开2寸。

（3）屋翳：足阳明胃经。在胸部，第2肋间隙，前正中线旁开4寸。

（4）周荣：足太阴脾经。在胸部，第2肋间隙，前正中线旁开6寸。

4. 平第 3 肋间隙

（1）玉堂：任脉。在胸部，横平第 3 肋间隙，前正中线上。

（2）灵墟：足少阴肾经。在胸部，第 3 肋间隙，前正中线旁开 2 寸。

（3）膺窗：足阳明胃经。在胸部，第 3 肋间隙，前正中线旁开 4 寸。

（4）胸乡：足太阴脾经。在胸部，第 3 肋间隙，前正中线旁开 6 寸。

5．平第 4 肋间隙

（1）膻中：任脉。在胸部，横平第 4 肋间隙，前正中线上。

（2）神封：足少阴肾经。在胸部，第 4 肋间隙，前正中线旁开 2 寸。

（3）乳中：足阳明胃经。在胸部，乳头中央。

（4）天池：手厥阴心包经。在胸部，第 4 肋间隙，前正中线旁开 5 寸。

（5）天溪：足太阴脾经。在胸部，第 4 肋间隙，前正中线旁开 6 寸。

6. 平第 5 肋间隙

（1）中庭：任脉。在胸部，剑胸结合中点处，前正中线上。

（2）步廊：足少阴肾经。在胸部，第 5 肋间隙，前正中线旁开 2 寸。

（3）乳根：足阳明胃经。在胸部，第 5 肋间隙，前正中线旁开 4 寸。

（4）食窦：足太阴脾经。在胸部，第 5 肋间隙，前正中线旁开 6 寸。

7. 平第 6 肋间隙

期门：足厥阴肝经。在胸部，第 6 肋间隙，前正中线旁开 4 寸。

8. 平第 7 肋间隙

日月：足少阳胆经。在胸部，第 7 肋间隙中，前正中线旁开 4 寸。

五、腹部常用腧穴横向分布

1. 平脐中上 7 寸

鸠尾：任脉。在上腹部，剑胸结合下 1 寸，前正中线上。

2. 平脐中上 6 寸

（1）巨阙：任脉。在上腹部，脐中上 6 寸，前正中线上。

（2）幽门：足少阴肾经。在上腹部，脐中上 6 寸，前正中线旁开 0.5 寸。

（3）不容：足阳明胃经。在上腹部，脐中上 6 寸，前正中线旁开 2 寸。

3. 平脐中上 5 寸

（1）上脘：任脉。在上腹部，脐中上 5 寸，前正中线上。

（2）腹通谷：足少阴肾经。在上腹部，脐中上 5 寸，前正中线旁开 0.5 寸。

（3）承满：足阳明胃经。在上腹部，脐中上 5 寸，前正中线旁开 2 寸。

4. 平脐中上 4 寸

（1）中脘：任脉。在上腹部，脐中上 4 寸，前正中线上。

（2）阴都：足少阴肾经。在上腹部，脐中上 4 寸，前正中线旁开 0.5 寸。

（3）梁门：足阳明胃经。在上腹部，脐中上 4 寸，前正中线旁开 2 寸。

5. 平脐中上 3 寸

（1）建里：任脉。在上腹部，脐中上 3 寸，前正中线上。

（2）石关：足少阴肾经。在上腹部，脐中上 3 寸，前正中线旁开 0.5 寸。

（3）关门：足阳明胃经。在上腹部，脐中上 3 寸，前正中线旁开 2 寸。

（4）腹哀：足太阴脾经。在上腹部，脐中上 3 寸，前正中线旁开 4 寸。

6. 平脐中上 2 寸

（1）下脘：任脉。在上腹部，脐中上 2 寸，前正中线上。

（2）商曲：足少阴肾经。在上腹部，脐中上 2 寸，前正中线旁开 0.5 寸。

（3）太乙：足阳明胃经。在上腹部，脐中上 2 寸，前正中线旁开 2 寸。

7. 平脐中上 1 寸

（1）水分：任脉。在上腹部，脐中上 1 寸，前正中线上。

（2）滑肉门：足阳明胃经。在上腹部，脐中上 1 寸，前正中线旁开 2 寸。

8. 平脐中

（1）神阙：任脉。在脐区，脐中央。

（2）肓俞：足少阴肾经。在腹部，脐中旁开 0.5 寸。

（3）天枢：足阳明胃经。在腹部，横平脐中，前正中线旁开 2 寸。

（4）大横：足太阴脾经。在腹部，脐中旁开 4 寸。

（5）带脉：足少阳胆经。在侧腹部，第 11 肋骨游离端垂线与脐水平线的交点上。

9. 平脐中下 1 寸

（1）阴交：任脉。在下腹部，脐中下 1 寸，前正中线上。

（2）中注：足少阴肾经。在下腹部，脐中下 1 寸，前正中线旁开 0.5 寸。

（3）外陵：足阳明胃经。在下腹部，脐中下 1 寸，前正中线旁开 2 寸。

10. 平脐中下 1.3 寸、1.5 寸

（1）腹结：足太阴脾经。在下腹部，脐中下 1.3 寸，前正中线旁开 4 寸。

（2）气海：任脉。在下腹部，脐中下 1.5 寸，前正中线上。

11. 平脐中下 2 寸

（1）石门：任脉。在下腹部，脐中下 2 寸，前正中线上。

（2）四满：足少阴肾经。在下腹部，脐中下 2 寸，前正中线旁开 0.5 寸。

（3）大巨：足阳明胃经。在下腹部，脐中下 2 寸，前正中线旁开 2 寸。

12. 平脐中下 3 寸

（1）关元：任脉。在下腹部，脐中下 3 寸，前正中线上。

（2）气穴：足少阴肾经。在下腹部，脐中下 3 寸，前正中线旁开 0.5 寸。

（3）水道：足阳明胃经。在下腹部，脐中下 3 寸，前正中

线旁开 2 寸。

（4）五枢：足少阳胆经。在下腹部，横平脐下 3 寸，髂前上棘内侧。

13. 平脐中下 4 寸

（1）中极：任脉。在下腹部，脐中下 4 寸，前正中线上。

（2）大赫：足少阴肾经。在下腹部，脐中下 4 寸，前正中线旁开 0.5 寸。

（3）归来：足阳明胃经。在下腹部，脐中下 4 寸，前正中线旁开 2 寸。

（4）子宫：经外奇穴。在下腹部，脐中下 4 寸，前正中线旁开 3 寸。

14. 平脐中下 5 寸（耻骨联合上缘）

（1）曲骨：任脉。在下腹部，耻骨联合上缘，前正中线上。

（2）横骨：足少阴肾经。在下腹部，脐中下 5 寸，前正中线旁开 0.5 寸。

（3）气冲：足阳明胃经。在腹股沟区，耻骨联合上缘，前正中线旁开 2 寸，动脉搏动处。

（4）冲门：足太阴脾经。在腹股沟区，腹股沟斜纹中，髂外动脉搏动处的外侧。

六、背腰部常用腧穴横向分布

1. 平第 7 颈椎棘突下凹陷

（1）大椎：督脉。在脊柱区，第 7 颈椎棘突下凹陷中，后正中线上。

（2）定喘：经外奇穴。在脊柱区，横平第 7 颈椎棘突下，后正中线旁开 0.5 寸。

（3）肩中俞：手太阳小肠经。在脊柱区，第 7 颈椎棘突下，后正中线旁开 2 寸。

2. 平第 1 胸椎棘突下凹陷

（1）陶道：督脉。在脊柱区，第 1 胸椎棘突下凹陷中，后正中线上。

（2）大杼：足太阳膀胱经。在脊柱区，第 1 胸椎棘突下，后正中线旁开 1.5 寸。

（3）肩外俞：手太阳小肠经。在脊柱区，第 1 胸椎棘突下，后正中线旁开 3 寸。

3. 平第 2 胸椎棘突下凹陷

（1）风门：足太阳膀胱经。在脊柱区，第 2 胸椎棘突下，后正中线旁开 1.5 寸。

（2）附分：足太阳膀胱经。在脊柱区，第 2 胸椎棘突下，后正中线旁开 3 寸。

4. 平第 3 胸椎棘突下凹陷

（1）身柱：督脉。在脊柱区，第 3 胸椎棘突下凹陷中，后正中线上。

（2）肺俞：足太阳膀胱经。在脊柱区，第 3 胸椎棘突下，后正中线旁开 1.5 寸。

（3）魄户：足太阳膀胱经。在脊柱区，第 3 胸椎棘突下，后正中线旁开 3 寸。

5. 平第 4 胸椎棘突下凹陷

（1）厥阴俞：足太阳膀胱经。在脊柱区，第 4 胸椎棘突下，后正中线旁开 1.5 寸。

（2）膏肓：足太阳膀胱经。在脊柱区，第 4 胸椎棘突下，后正中线旁开3寸。

6. 平第5胸椎棘突下凹陷

（1）神堂：足太阳膀胱经。在脊柱区，第5胸椎棘突下，后正中线旁开3寸。

（2）心俞：足太阳膀胱经。在脊柱区，第5胸椎棘突下，后正中线旁开1.5寸。

（3）神道：督脉。在脊柱区，第5胸椎棘突下凹陷中，后正中线上。

7. 平第6胸椎棘突下凹陷

（1）灵台：督脉。在脊柱区，第6胸椎棘突下凹陷中，后正中线上。

（2）督俞：足太阳膀胱经。在脊柱区，第6胸椎棘突下，后正中线旁开1.5寸。

（3）谚语：足太阳膀胱经。在脊柱区，第6胸椎棘突下，后正中线旁开3寸。

8. 平第7胸椎棘突下凹陷

（1）至阳：督脉。在脊柱区，第7胸椎棘突下凹陷中，后正中线上。

（2）膈俞：足太阳膀胱经。在脊柱区，第7胸椎棘突下，后正中线旁开1.5寸。

（3）膈关：足太阳膀胱经。在脊柱区，第7胸椎棘突下，后正中线旁开3寸。

9. 平第8胸椎棘突下凹陷

胃脘下俞：经外奇穴。在脊柱区，横平第8胸椎棘突下，后正中线旁开1.5寸。

10. 平第 9 胸椎棘突下凹陷

（1）筋缩：督脉。在脊柱区，第 9 胸椎棘突下凹陷中，后正中线上。

（2）肝俞：足太阳膀胱经。在脊柱区，第 9 胸椎棘突下，后正中线旁开 1.5 寸。

（3）魂门：足太阳膀胱经。在脊柱区，第 9 胸椎棘突下，后正中线旁开 3 寸。

11. 平第 10 胸椎棘突下凹陷

（1）中枢：督脉。在脊柱区，第 10 胸椎棘突下凹陷中，后正中线上。

（2）胆俞：足太阳膀胱经。在脊柱区，第 10 胸椎棘突下，后正中线旁开 1.5 寸。

（3）阳纲：足太阳膀胱经。在脊柱区，第 10 胸椎棘突下，后正中线旁开 3 寸。

12. 平第 11 胸椎棘突下凹陷

（1）脊中：督脉。在脊柱区，第 11 胸椎棘突下凹陷中，后正中线上。

（2）脾俞：足太阳膀胱经。在脊柱区，第 11 胸椎棘突下，后正中线旁开 1.5 寸。

（3）意舍：足太阳膀胱经。在脊柱区，第 11 胸椎棘突下，后正中线旁开 3 寸。

13. 平第 12 胸椎棘突下凹陷

（1）胃俞：足太阳膀胱经。在脊柱区，第 12 胸椎棘突下，后正中线旁开 1.5 寸。

（2）胃仓：足太阳膀胱经。在脊柱区，第 12 胸椎棘突下，后正中线旁开 3 寸。

14. 平第 1 腰椎棘突下凹陷

（1）悬枢：督脉。在脊柱区，第 1 腰椎棘突下凹陷中，后正中线上。

（2）三焦俞：足太阳膀胱经。在脊柱区，第 1 腰椎棘突下，后正中线旁开 1.5 寸。

（3）肓门：足太阳膀胱经。在腰区，第 1 腰椎棘突下，后正中线旁开 3 寸。

15. 平第 2 腰椎棘突下凹陷

（1）命门：督脉。在脊柱区，第 2 腰椎棘突下凹陷中，后正中线上。

（2）肾俞：足太阳膀胱经。在脊柱区，第 2 腰椎棘突下，后正中线旁开 1.5 寸。

（3）志室：足太阳膀胱经。在腰区，第 2 腰椎棘突下，后正中线旁开 3 寸。

16. 平第 3 腰椎棘突下凹陷

（1）下极俞：经外奇穴。在腰区，第 3 腰椎棘突下。

（2）气海俞：足太阳膀胱经。在脊柱区，第 3 腰椎棘突下，后正中线旁开 1.5 寸。

17. 平第 4 腰椎棘突下凹陷

（1）腰阳关：督脉。在脊柱区，第 4 腰椎棘突下凹陷中，后正中线上。

（2）大肠俞：足太阳膀胱经。在脊柱区，第 4 腰椎棘突下，后正中线旁开 1.5 寸。

18. 平第 5 腰椎棘突下凹陷

关元俞：足太阳膀胱经。在脊柱区，第 5 腰椎棘突下，后正中线旁开 1.5 寸。

19. 平第 1 骶后孔.

（1）上髎：足太阳膀胱经。在骶区，正对第 1 骶后孔中。

（2）小肠俞：足太阳膀胱经。在骶区，横平第 1 骶后孔，后正中线旁开 1.5 寸。

20. 平第 2 骶后孔

（1）次髎：足太阳膀胱经。在骶区，正对第 2 骶后孔中。

（2）膀胱俞：足太阳膀胱经。在骶区，横平第 2 骶后孔，骶正中嵴旁开 1.5 寸。

（3）胞肓：足太阳膀胱经。在骶区，横平第 2 骶后孔，骶正中嵴旁开 3 寸。

21. 平第 3 骶后孔

（1）中髎：足太阳膀胱经。在骶区，正对第 3 骶后孔中。

（2）中膂俞：足太阳膀胱经。在骶区，横平第 3 骶后孔，骶正中嵴旁开 1.5 寸。

22. 平第 4 骶后孔

（1）下髎：足太阳膀胱经。在骶区，正对第 4 骶后孔中。

（2）白环俞：足太阳膀胱经。在骶区，横平第 4 骶后孔，骶正中嵴旁开 1.5 寸。

（3）秩边：足太阳膀胱经。在骶区，横平第 4 骶后孔，骶正中嵴旁开 3 寸。

七、其他

（一）头部

1. 颠顶

百会：督脉。在头部，前发际正中直上 5 寸。

四神聪：经外奇穴。在头部，百会前后左右各旁开 1 寸，共 4 穴。

前顶：督脉。在头部，前发际正中直上 3.5 寸。

承光：足太阳膀胱经。在头部，前发际正中直上 2.5 寸，旁开 1.5 寸。

通天：足太阳膀胱经。在头部，前发际正中直上 4 寸，旁开 1.5 寸。

络却：足太阳膀胱经。在头部，前发际正中直上 5.5 寸，旁开 1.5 寸。

正营：足少阳胆经。在头部，前发际上 2.5 寸，瞳孔直上。

承灵：足少阳胆经。在头部，前发际上 4 寸，瞳孔直上。

2. 前头

神庭：督脉。在头部，前发际正中直上 0.5 寸。

上星：督脉。在头部，前发际正中直上 1 寸。

囟会：督脉。在头部，前发际正中直上 2 寸。

眉冲：足太阳膀胱经。在头部，额切迹直上入发际 0.5 寸。

曲差：足太阳膀胱经。在头部，前发际正中直上 0.5 寸，旁开 1.5 寸。

五处：足太阳膀胱经。在头部，前发际正中直上 1 寸，旁开 1.5 寸。

头临泣：足少阳胆经。在头部，前发际上 0.5 寸，瞳孔直上。

目窗：足少阳胆经。在头部，前发际上 1.5 寸，瞳孔直上。

本神：足少阳胆经。在头部，前发际上 0.5 寸，头正中线旁开 3 寸。

头维：足阳明胃经。在头部，额角发际直上 0.5 寸，头正中线旁开 4.5 寸。

3. 侧头

曲鬓：足少阳胆经。在头部，耳前鬓角发际后缘与耳尖水平线的交点处。

率谷：足少阳胆经。在头部，耳尖直上入发际 1.5 寸。

天冲：足少阳胆经。在头部，耳根后缘直上，入发际 2 寸。

角孙：手少阳三焦经。在头部，耳尖正对发际处。

浮白：足少阳胆经。在头部，耳后乳突的后上方，从天冲至完骨的弧形连线（其弧度与耳郭弧度相应）的上 1/3 与下 2/3 交点处。

头窍阴：足少阳胆经。在头部，耳后乳突的后上方，从天冲至完骨的弧形连线（其弧度与耳郭弧度相应）的上 2/3 与下 1/3 交点处。

完骨：足少阳胆经。在头部，耳后乳突的后下方凹陷中。

翳明：经外奇穴。在颈部，翳风后 1 寸。

瘈脉：手少阳三焦经。在头部，乳突中央，角孙与翳风沿耳轮弧形连线的上 2/3 与下 1/3 的交点处。

颅息：手少阳三焦经。在头部，角孙与翳风沿耳轮弧形连线的上 1/3 与下 2/3 的交点处。

颔厌：足少阳胆经。在头部，从头维至曲鬓的弧形连线（其弧度与鬓发弧度相应）的上 1/4 与下 3/4 的交点处。

悬颅：足少阳胆经。在头部，从头维至曲鬓的弧形连线（其弧度与鬓发弧度相应）的中点处。

悬厘：足少阳胆经。在头部，从头维至曲鬓的弧形连线（其弧度与鬓发弧度相应）的上 3/4 与下 1/4 的交点处。

4.后头

哑门：督脉。在颈后区，第2颈椎棘突上际凹陷中，后正中线上。

天柱：足太阳膀胱经。在颈后区，横平第2颈椎棘突上际，斜方肌外缘凹陷中。

风府：督脉。在颈后区，枕外隆凸直下，两侧斜方肌之间凹陷中。

风池：足少阳胆经。在颈后区，枕骨之下，胸锁乳突肌上端与斜方肌上端之间的凹陷中。

脑户：督脉。在头部，枕外隆凸的上缘凹陷中。

玉枕：足太阳膀胱经。在头部，横平枕外隆凸上缘，后发际正中旁开1.3寸。

脑空：足少阳胆经。在头部，横平枕外隆凸的上缘，风池直上。

强间：督脉。在头部，后发际正中直上4寸。

后顶：督脉。在头部，后发际正中直上5.5寸。

（二）面部

1.眼周

睛明：足太阳膀胱经。在面部，目内眦内上方眶内侧壁凹陷中。

承泣：足阳明胃经。在面部，眼球与眶下缘之间，瞳孔之下。

瞳子髎：足少阳胆经。在面部，目外眦外侧0.5寸凹陷中。

丝竹空：手少阳三焦经。在面部，眉梢凹陷中。

鱼腰：经外奇穴。在头部，瞳孔直上，眉毛中。

攒竹：足太阳膀胱经。在面部，眉头凹陷中，额切迹处。

印堂：督脉。在头部，两眉毛内侧端中间的凹陷中。

阳白：足少阳胆经。在面部，眉上 1 寸，瞳孔直上。

2. 面颊

四白：足阳明胃经。在面部，眶下孔处。

巨髎：足阳明胃经。在面部，横平鼻翼下缘，瞳孔直下。

颧髎：手太阳小肠经。在面部，颧骨下缘，目外眦直下凹陷中。

迎香：手阳明大肠经。在面部，鼻翼外缘中点旁，鼻唇沟中。

素髎：督脉。在面部，鼻尖的正中央。

水沟：督脉。在面部，人中沟的上 1/3 与中 1/3 交点处。

口禾髎：手阳明大肠经。在面部，横平人中沟上 1/3 与下 2/3 交点，鼻孔外缘直下。

颊车：足阳明胃经。在面部，下颌角前上方一横指（中指）。

大迎：足阳明胃经。在面部，下颌角前方，咬肌附着部的前缘凹陷中，面动脉搏动处。

3. 口唇

地仓：足阳明胃经。在面部，口角旁开 0.4 寸（指寸）。

承浆：任脉。在面部，颏唇沟的正中凹陷处。

夹承浆：经外奇穴。在面部，承浆穴左右各旁开 1 寸。

兑端：督脉。在面部，上唇结节的中点。

龈交：督脉。在上唇内，上唇系带与上牙龈的交点。

4. 耳周

耳门：手少阳三焦经。在耳区，耳屏上切迹与下颌骨髁突之间的凹陷中。

听宫：手太阳小肠经。在面部，耳屏正中与下颌骨髁突之间的凹陷中。

听会：足少阳胆经。在面部，耳屏间切迹与下颌骨髁突之间的凹陷中。

上关：足少阳胆经。在面部，颧弓上缘中央凹陷中。

下关：足阳明胃经。在面部，颧弓下缘中央与下颌切迹之间凹陷中。

翳风：手少阳三焦经。在颈部，耳垂后方，乳突下端前方凹陷中。

耳尖：经外奇穴。在耳区，在外耳轮的最高点。

（三）肩胛部

肩髃：手阳明大肠经。在三角肌区，肩峰外侧缘前端与肱骨大结节两骨间凹陷中。

巨骨：手阳明大肠经。在肩胛区，锁骨肩峰端与肩胛冈之间凹陷中。

肩贞：手太阳小肠经。在肩胛区，肩关节后下方，腋后纹头直上1寸。

肩髎：手少阳三焦经。在三角肌区，肩峰角与肱骨大结节两骨间凹陷中。

臑俞：手太阳小肠经。在肩胛区，腋后纹头直上，肩胛冈下缘凹陷中。

天宗：手太阳小肠经。在肩胛区，肩胛冈中点与肩胛骨下角连线上1/3与下2/3交点凹陷中。

秉风：手太阳小肠经。在肩胛区，肩胛冈中点上方冈上窝中。

曲垣：手太阳小肠经。在肩胛区，肩胛冈内侧端上缘凹陷中。

天髎：手少阳三焦经。在肩胛区，肩胛骨上角骨际凹陷中。

肩井：足少阳胆经。在肩胛区，第 7 颈椎棘突与肩峰最外侧点连线的中点。

（四）胁肋部

极泉：手少阴心经。在腋区，腋窝中央，腋动脉搏动处。

渊腋：足少阳胆经。在胸外侧区，第 4 肋间隙中，在腋中线上。

辄筋：足少阳胆经。在胸外侧区，第 4 肋间隙中，在腋中线前 1 寸。

大包：足太阴脾经。在胸外侧区，第 6 肋间隙，在腋中线上。

章门：足厥阴肝经。在侧腹部，第 11 肋骨游离端的下际。

带脉：足少阳胆经。在侧腹部，第 11 肋骨游离端垂线与脐水平线的交点上。

京门：足少阳胆经。在上腹部，第 12 肋骨游离端的下际。

（五）髋部

居髎：足少阳胆经。在臀区，髂前上棘与股骨大转子最凸点连线的中点处。

环跳：足少阳胆经。在臀区，股骨大转子最凸点与骶管裂孔连线的外 1/3 与内 2/3 交点处。

五枢：足少阳胆经。在下腹部，横平脐下 3 寸，髂前上棘内侧。

维道：足少阳胆经。在下腹部，髂前上棘内下 0.5 寸。